劉博仁
不藏私的
抗老祕密

劉博仁 著

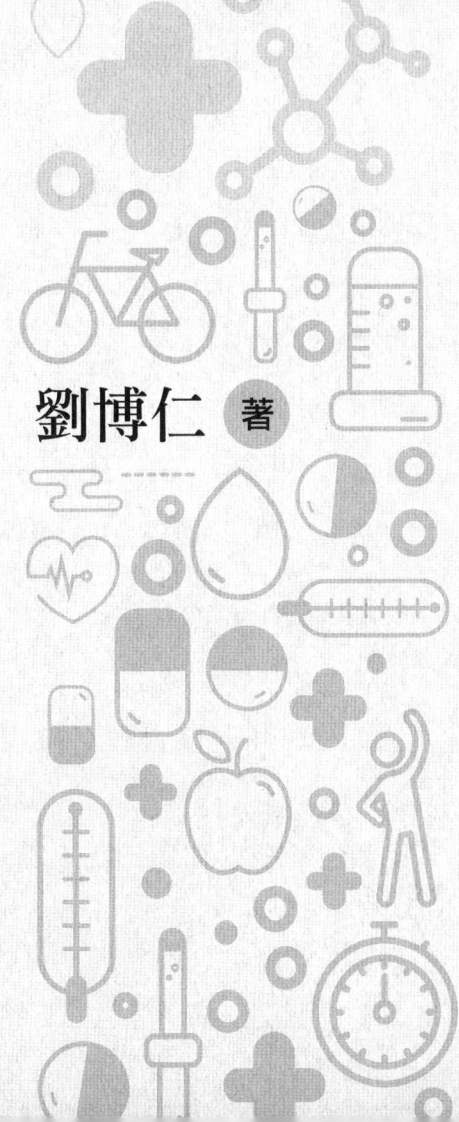

目錄 CONTENTS

[自序]
抗老追求的不只是壽命的延長，更是優質的生命旅程　　005

第 1 部　人為什麼會老？　　008

序　章	老化的原因	011
第 1 章	發炎	016
第 2 章	自由基	027
第 3 章	基因	036
第 4 章	端粒	053
第 5 章	粒線體	061
第 6 章	毒素	074

第 2 部　老化會造成什麼影響？　　090

第 7 章	器官的老化	093
第 8 章	荷爾蒙波動	111
第 9 章	肌肉骨骼的老化	128
第10章	大腦與老化	139
第11章	外表的老化	148

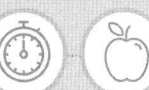

第 3 部 ● 每一天的抗老行動 ———— 164

第12章	飲食抗老	167
第13章	想要抗衰老，腸道先不老	197
第14章	可延緩老化的營養素	210
第15章	做好每日的排毒功課	240
第16章	睡好覺有助抗衰老	248
第17章	要活就要動	261
第18章	與自然萬物融合	275
第19章	多與人良善互動	288
第20章	多動腦，嘗試挑戰自我	299
第21章	心念抗老	306
第22章	醫療檢測的必要性	317
第23章	輕鬆自律，打造抗老基石	330

自序
抗老追求的不只是壽命的延長，更是優質的生命旅程

我寫了許多書，每寫一本新書，都是我對生命的一次深入探索，也是一場與時間賽跑的旅程。

抗老，不僅是一個熱門的話題，更是我們每個人都無法迴避的現實挑戰。隨著年齡的增長，時間的痕跡逐漸刻畫在我們的臉龐、體內，乃至於我們的心靈深處。這本書並非僅僅是科學研究的積累，更是我對人類生命本質的究竟心得。

我們每個人都在追求更長久的青春，然而在這個過程中，真正值得我們追尋的不僅僅是壽命年限的延長，而是延續生命的優良品質。正因如此，我將基因、發炎、自由基、粒線體、生活型態、飲食、營養、睡眠、紓壓、精準檢測等這些抗老研究，融入這本書中，希望藉由這些探討，為讀者提供一個系統性的抗老指南，並有所依循。

首先，基因在抗老中的角色不容忽視，每個人的基因都是獨一無二的，而且也決定了我們如何老化。在本書中，我深入探討了基因如何影響我們的衰老進程，並探討了如何透過生活型態和營養來

影響基因表達,達到延緩衰老的目的。

發炎(inflammation)是衰老的一大元兇,長期的慢性炎症不僅加速了細胞損傷,也是多種慢性疾病的催化劑,如何透過減少發炎來延緩衰老,是本書的重要主題之一。我們會探討抗炎飲食的策略、適度運動的益處,以及如何減少生活中的壓力,從而減少體內的慢性發炎反應。

自由基,這個在抗老化研究中經常被提及的科學關鍵字,也是我們無法忽視的。本書中,我將解釋自由基如何影響細胞,並探討抗氧化劑如何在飲食中扮演重要角色,幫助我們抵抗衰老。

談到抗老,生活型態無疑是最關鍵的因素之一。我們的日常習慣、運動方式、工作壓力,甚至社交圈子,都會影響我們的健康和衰老速度。在這一部分,我將提供一些實用的建議,幫助讀者在日常生活中做出有益於抗老的選擇。

而飲食與營養,是抗老化不可或缺的一環,我也深入探討各種營養素如何影響我們的健康和衰老過程,從抗氧化劑、維生素到礦物質,甚至國外探討的抗老藥物,每一種物質在抗老化中都有其獨特的作用。我們將了解如何透過調整飲食,來達到最佳的健康狀態,並延緩衰老的步伐。

撰寫這本書的過程,是理性與感性的結合。理性,讓我們能夠

透過科學研究理解衰老的本質,並找到合理延緩老化的方法;而感性,則提醒我們,生命的每一刻都是寶貴無價的。抗老化,不僅僅是延長生命的年限,更是讓我們在有限的歲月中,活得更健康、充實、快樂,而且自在。希望這本書能夠成為讀者的平安指南,引領大家在對抗衰老的過程中,找到屬於自己的健康之道。

劉博仁

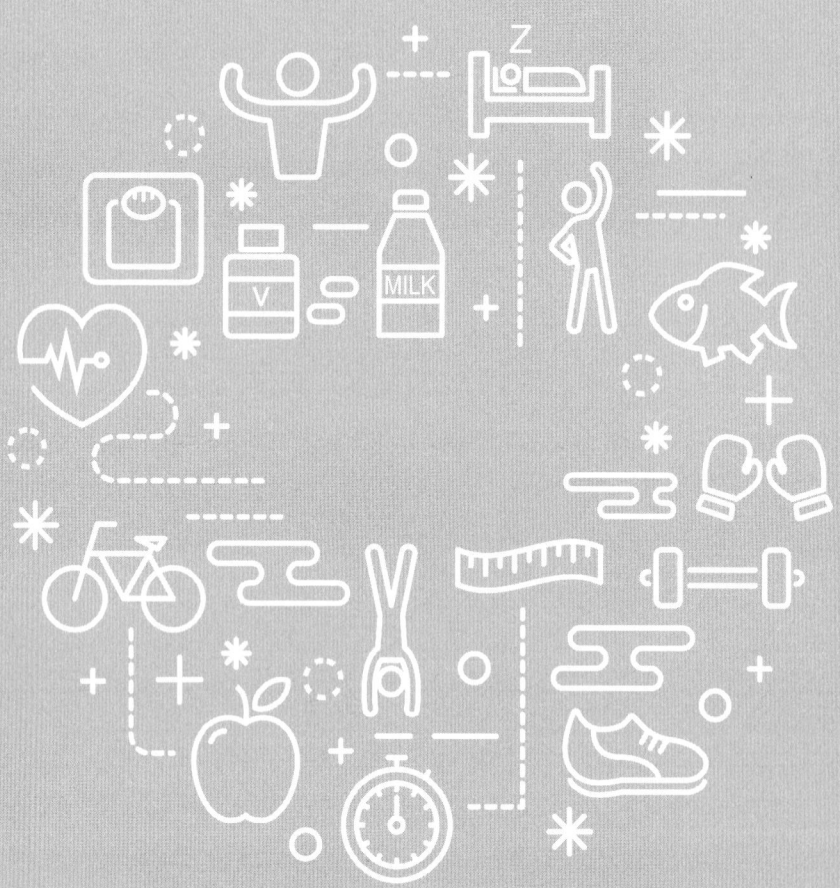

第
1
部

人為什麼會老？

年齡大了之後，體力和記性都會變差，
身體可能也會開始出現各種病痛，
這些看似必然的老化現象，其實都是有原因的。
在第一部，我們就先來了解：人為什麼會老？

序章

老化的原因

　　大家都怕老。我的父親在他70歲時問我：有沒有比較科學的抗老方法？我將許多抗老知識分享給我的父母，他們都盡量奉行，而我也確實在他們身上看到一些效果。父親在他94歲時還深蹲給我看，身體非常硬朗，95歲時出現高血壓及心臟瓣膜狹窄的問題，才開始使用藥物，96歲時逐漸虛弱，在睡夢中辭世。我的母親現在85歲，沒有慢性病，身子還算不錯。

　　寫這本書時，我剛好滿60歲，血管年齡是45歲，細胞染色體端粒是54歲。這本書有許多我協助父母親抗老，以及自我慢老調理的影子，我將這些知識分享出來，希望能在各位的抗老之路上，提供些許助益。

　　老化（aging）是現代人耳熟能詳的名詞，醫學上的正式名稱是衰老（senescence），指的是生物體隨著時間的推移，生理和功能逐漸發生的一系列變化。在老化過程中，身體修復和維持組織的能力都會下降，導致功能逐漸喪失，也容易罹患某些疾病，這是所有生物體都會出現的自然現象，但速度和表現則因物種和保健方式

而有些許差異。

⏱ 人為什麼會老？

關於老化的研究很多，也有許多理論試圖解釋老化的機制和原因，包括遺傳學、環境干擾和細胞代謝因素等等，甚至也有可能是這些因素的綜合影響。目前科學界認為與老化有關的相關機制包括下列幾項：

1. 遺傳因素

- **程式化老化（Programmed Aging）**：我們常看到有些家族的成員普遍比較長壽，有些家族的人則是四、五十歲就開始罹患慢性病，甚至重病纏身。研究發現，某些基因的活躍的確與長壽有關，而有些基因的變化則可能導致老年性疾病提早發生。

  部分研究也指出，老化是依照基因的密碼安排表現出來的，這意味有特定的基因在調節老化過程，然而這個領域的研究仍在持續進行中，尚未有定論。

  如果老化的確由基因控制，那是不是代表一切都是天注定，後天不需再努力？當然不是。基因對老化過程的影響力約占20～30%，其餘則可藉由後天調理來創造，並改變先天基因密碼的表現。

- **遺傳變異（Genetic Variation）**：即使先天設定的程式完全正確，也可能在生長過程中，基因因為某些原因出現變異或突變，導致疾病發生。以前很多人不太清楚什麼是變異，這一、兩年歷

經新冠疫情，看著病毒從Alpha變成Beta，又變成Omicron，不斷持續改變，也讓大眾漸漸了解這就是所謂的基因變異。

2. 細胞老化

- **殭屍細胞（Zombie Cell）**：不管基因設定如何，細胞本身就是會老化。有些衰老的細胞會停止分裂，並處於生長停滯的狀態，我們稱為殭屍細胞，但這些細胞並非真正死去，它們仍保持新陳代謝的活躍狀態，而且會釋放出一系列分子，統稱老化相關分泌表型物質（SASP）。這些分子物質包括發炎細胞因子、趨化因子、生長因子和其他訊號分子，可能導致組織和器官的慢性發炎，這種低水平的慢性炎症，被認為與各種老年性疾病有關，包括心血管疾病、神經退化性疾病、癌症等，過多的殭屍細胞也會造成老化加速。
- **端粒縮短（Telomere Shortening）**：端粒是染色體末端的保護結構，會隨著每一次的細胞分裂而縮短。當細胞的端粒變得非常短，代表細胞可能進入老化或凋亡狀態，這也是程序性細胞死亡（programmed cell death，簡稱PCD）的過程。
- **DNA損傷**：暴露於環境因素，如輻射或某些化學物質，會造成DNA損傷，甚至是突變，隨著時間的推移，也會導致細胞老化。

3. 粒線體功能障礙

粒線體存在於細胞中，能提供細胞生存所需的能量，可說是身體的發電廠。粒線體累積的損傷，會導致能量生產下降，氧化壓力增加。所以當粒線體功能失調，老化速度也會加快。

4. 自由基

活性氧（ROS）或自由基是細胞代謝的副產物，這些分子累積在體內，會導致氧化壓力增加，對蛋白質、脂質和DNA造成損害，進而加速老化。

5. 慢性發炎

持續的、低水平的炎症，稱為慢性發炎。發炎過程會引發組織損傷和功能障礙，導致老化及老年性疾病。俗話說，星星之火可以燎原，發炎就如同體內的星星之火，最終可能燃燒至全身，對身體細胞老化來說，是非常可怕的加速器。

6. 表觀遺傳的變化

隨著衰老，基因表現的調控可能發生變化，這些表觀遺傳學變化會影響細胞功能，並導致老化。

7. 蛋白質錯誤摺疊

蛋白質是由DNA和RNA所產生，蛋白質產生過程中，有可能因為老化，出現所謂的錯誤摺疊。簡單說，就像你要製作一件衣服，原本生產過程順利，品質也毫無瑕疵，但當產線漸漸老舊，製作出來的衣服可能偶爾少了一顆鈕扣，或是袖子長短不一，甚至顏色不對。同樣的，當合成各種蛋白質的摺疊出現錯誤，造成受損蛋白質的累積，也會造成老化。

8. 幹細胞衰竭

　　幹細胞是再生醫學的重要課題之一，講到抗衰老，一定要談到幹細胞。組織修復和再生取決於幹細胞的活性，隨著個體年齡增長，幹細胞的功能會逐漸下降，導致組織修復和維護能力減少，老化也會慢慢加速。

　　總而言之，老化是一個動態且持續的過程，也是生命的自然過程，研究人員至今仍不斷探究其潛在機制，希望了解更多老化的真相，因為這對促進健康老化和解決老年性疾病至關重要。

第 1 章

發炎

＊

　　隨著我們對老化的理解不斷加深，也逐漸揭開各種生物內反應和活動間錯綜複雜的關聯，其中最受到密切關注的現象之一，就是發炎與老化的關係。發炎在傳統上被認為是人體針對感染和損傷的防禦機制，現在則被認為是老化過程中的關鍵角色。

　　大家都知道，發炎的症狀是紅、腫、熱、痛，這是身體對於外來物質的反應、打擊、清除的病理機制。例如你的手不小心被刀劃傷，止血後，大量的白血球會靠近傷口，這些免疫大軍會使盡全力吞噬細菌，並用各種方法，分泌出發炎激素及抗體來打擊外來物質，幫你修復傷口、消滅細菌。幾天後，傷口開始出現一些膿液，那是戰敗的細菌和戰死沙場的白血球屍體匯聚而成的黃綠色混合液體（膿），再過幾天，傷口就癒合了。這就是感染後，身體利用發炎來清除異己最典型的例子。

發炎對身體的影響

所以,發炎是一件好事,沒有發炎,人就容易因感染而死亡。可是,如果「一直」發炎,對身體好嗎?當然不好。一直發炎,會對身體造成重大影響,也會加快老化速度。例如:

1. 端粒縮短

前面談到端粒會隨著細胞分裂而縮短,如果身體長期發炎,會讓端粒縮短得更快,老化速度也會加快。

2. 氧化壓力

身體一直發炎,體內會產生過多的活性氧,也就是自由基,進而破壞DNA、蛋白質和細胞的結構,加速老化。

3. DNA損傷

慢性發炎會導致DNA損傷和突變。DNA就像是生命的藍圖,原本可以建造出堅固的房子或縫製出美麗的衣服,但因發炎受損,藍圖出現變化,建造出的房子可能歪斜,衣服也不再完整,這就是突變。

4. 免疫功能障礙

有人因為免疫力不佳,所以容易感冒,或是長帶狀皰疹,這些其實都可能與身體長期發炎有關。長期發炎也會造成免疫系統失調,導致免疫反應受損和與老化相關的慢性疾病,例如心血管疾

病、神經退化性疾病和關節炎。

5. 組織損傷

發炎細胞激素可導致組織損傷和變性，影響各種器官和系統，例如，關節可能退化得非常快，大腦可能出現認知功能障礙，動脈容易硬化，造成血管阻塞等。

6. 加速細胞老化

細胞本來就會老化，但慢性發炎會加速細胞衰老，導致組織老化和功能障礙。我在臨床上常看見有些人發炎指標很高，幾年下來，外表看起來可能比同齡者老上許多，就是因為這個因素。

7. 與老年性疾病的相互作用

發炎會加速一些慢性疾病的發展，而這些疾病間又可能會相互影響，包括阿茲海默症、動脈粥狀硬化、糖尿病和某些癌症。假設你本身有阿茲海默症，因為身體長期慢性發炎，可能會加速阿茲海默症的惡化；如果有動脈硬化，發炎則會加快動脈硬化的速度；如果本身罹患癌症，沒控制好身體的發炎狀況，會加速癌細胞擴散。

8. 粒線體功能障礙

前面提過粒線體是人體重要的發電廠，如果發炎物質持續存在，會滲透到發電廠裡，破壞發電廠的效率，導致產生的能量減少、細胞老化，當然，我們人體老化的速度也會跟著加快。

如何自我評估慢性發炎

一般來說，發炎與許多疾病有關，舉幾個例子給讀者參考：

- 肝臟因為脂肪堆積，會造成非酒精性脂肪肝炎，更甚者，還會導致肝纖維化及肝癌的發生。
- 血管因為膽固醇堆積，造成白血球浸潤發炎，導致血管內皮斑塊形成，進而阻塞，造成中風或心肌梗塞。
- 牙周病造成牙周囊袋發炎，進而引發全身心血管疾病。
- 反覆性咽喉扁桃腺感染發炎，造成風濕性心臟病或腎臟發炎。
- 自體免疫疾病產生自體抗體攻擊自身，引發全身血管炎、心肌炎、腎臟炎、骨關節炎、肝炎、胰臟炎、腦炎、眼內炎等，甚至死亡。
- 微生物細菌病毒感染，造成黏膜組織與內臟慢性發炎，導致胃癌、鼻咽癌、子宮頸癌、口腔咽喉癌、肝癌等。
- 吸入懸浮微粒PM2.5（空氣中直徑等於或小於2.5微米的懸浮微粒），造成呼吸道及全身發炎，引起氣喘、肺腺癌、肝癌、不孕症等。

慢性發炎與疾病的關聯太多了，不勝枚舉。有沒有簡單的方法可以評估自己的發炎狀況呢？大家可以參考下頁的自我評斷表，依自身狀況勾選作答。如果勾選超過3項，可能代表身體有些微發炎的現象；勾選超過5項，建議諮詢家庭醫學科醫師或內科醫師，確認身體狀況，並改善發炎。

慢性發炎自我評估表

症狀、疾病或不良習慣	有
1. 關節痛	
2. 肌肉痠痛	
3. 偏頭痛	
4. 下背痛	
5. 經常性腹部絞痛	
6. 經常性腹瀉	
7. 肥胖：BMI（體重除以身高的平方）大於24，就是肥胖	
8. 異位性皮膚炎	
9. 氣喘	
10. 經常感冒	
11. 鼻子過敏或鼻竇炎	
12. 工作環境容易接觸化學原料、有機溶劑、粉塵、油煙、二手菸等	
13. 嚴重打呼，或是合併中度，甚至重度睡眠呼吸中止症	
14. 糖尿病	
15. 慢性肝炎	
16. 慢性腎臟疾病	
17. 心臟病	
18. 慢性疲勞	
19. 長期熬夜	
20. 抽菸	
21. 喝酒（一週多於三次）	
22. 胃食道逆流	
23. 不明原因的全身性水腫	
24. 女性私密處感染、陰道分泌物（白帶）	
25. 慢性泌尿系統感染	
26. 很少運動（一週少於三次），或是久坐	

評估發炎的醫學標準

除了透過表格中的標準來自我評估，在醫學上還可以透過以下的發炎相關檢驗，由專業醫師來進行評估。

1. 白血球

正常值為4,500～1萬/μl（microliter，微升），如果超過10,000，代表有感染、發炎或腫瘤。如果過低，如2,000～2,500以下，可能是體質關係或免疫力下降，或正在接受化療或放療。

2. C反應蛋白（CRP）

為研究最廣泛的發炎標記物之一。當身體出現急性感染，血液中的CRP數值便會升高，若CRP慢性低度升高，則與老化和老年性疾病，如心血管疾病有關。

CRP還可再細分，其中高敏感度C反應蛋白（hs-CRP）為肝臟所製造的特別蛋白質，是評估心血管發炎很重要的指標之一。為病人做健康檢查時，我都會抽血驗這個數值。當C反應蛋白小於1mg/L時為正常，介於1～3mg/L之間表示有輕微發炎，當C反應蛋白大於3mg/L時，則代表身體有嚴重發炎現象，如果長期過高，很容易出現中風、心肌梗塞或老年失智，需特別注意。

3. 紅血球沉降速率（ESR）

這是衡量紅血球沉降到試管底部速度的指標，正常值為0～15mm/h，大於15表示體內有發炎，在與老化相關的各種發炎狀況

中,都可以觀察到ESR數值升高。

4. 纖維蛋白原

這是一種參與血液凝固的蛋白質,也被認為是一種發炎標記。抗老醫學或心臟內科醫生很常參考這個數值。如果長期過高,不只老化快,也容易出現中風與心血管疾病。我有位患者,纖維蛋白原連續3年過高,但他還是不願意改變生活習慣,照樣抽菸、喝酒、應酬,家人規勸也沒有用。5年後,他坐著輪椅來看我,因為真的中風了,他悔不當初。

5. 同半胱胺酸

雖然不是直接的發炎標記物,但被認為是心血管疾病的危險因素之一,可能與基因遺傳有關係。如果抽血檢測後發現數值較高,非常容易產生動脈硬化,造成心肌梗塞或中風,在老年人中尤其常見。

6. 白介素-6（IL-6）

這是一種促發炎細胞激素,可以在免疫反應中發揮關鍵作用,正常值介於0.373～0.463ng/L。IL-6數值過高與慢性發炎有關,並與老年性疾病,如心血管疾病、骨質疏鬆症和虛弱有關。醫學臨床研究中,醫生最喜歡觀察IL-6的變化,如吃某種營養素能讓IL-6下降,會認為這種營養素具有抗發炎功效,如果某些生活習慣會造成IL-6上升,則認為該行為可能會造成身體發炎。

7. 腫瘤壞死因子（TNFα）

這是另一種促發炎細胞因子，可導致全身性發炎，正常值介於 5～100ng/L。老化過程中常觀察到 TNF-α 數值升高，也與各種類風濕性關節炎和神經退化性疾病有關。

8. 白介素-1β（IL-1β）

這也是一種促發炎細胞因子，主要功能為參與免疫反應的調節，數值升高也與慢性發炎有關，並與老年性疾病，如骨關節炎和阿茲海默症有關。

定期監測這些標記對評估整體健康和疾病風險非常重要，特別是老年人。值得注意的是，以上標記物並非老化特有，當這些標記數值升高，可能表示身體存在炎症，如果炎症是慢性的，可能會導致老化過程加快，並出現老年性疾病。

⏱ 造成發炎的 NG 行為

造成發炎的原因，很多都源自日常生活中的習慣。下列生活習慣都可能會造成發炎，若大家平時可以多加留意、避免，身體發炎的狀況自然能改善。

1. 不健康的飲食

民以食為天，但是 You are what you eat，你吃了什麼食物，就可能對身體造成什麼影響，所以，調整飲食是減少發炎的第一步。例如食用加工食品，或是攝取過多的反式脂肪等，都會造成發炎。

含精製糖的食物或飲料,如可樂、蛋糕、甜點、餅乾、糖果,以及精緻的碳水化合物,如白麵條、白吐司、白米飯等,會導致胰島素過度分泌,可說是啟動發炎的因子。另外,經高溫煙燻燒烤的肉類,也會產生多環芳香烴(PAH)、異環胺(HCA)、丙烯醯酸(AA),以及糖化終產物(AGEs)等促進發炎的物質,平常要盡量減少攝取。

2. 高糖攝取量

為什麼要再次強調高糖的害處,是因為高糖和果糖糖漿的飲食與發炎密切相關。如果每天都喝上一杯手搖飲,如全糖珍珠奶茶,再加一塊蛋糕,身體發炎的速度會非常快。

3. 過量飲酒

酒精(乙醇)在體內會先代謝成乙醛,再從乙醛代謝成乙酸,最終變成二氧化碳和水,排出體外。乙醛對身體來說是一種致癌物,但許多台灣人體內缺乏酒精代謝過程中所需的乙醛去氫酶,所以飲酒過量容易導致癌症。偶爾小酌或許無妨,但長期過量飲酒,會導致肝臟和其他身體部位發炎。

4. 久坐不動

缺乏體力活動或經常久坐的生活方式,會導致慢性發炎,也會造成肥胖,內臟脂肪增加。很多研究發現,久坐等於慢性自殺,有些國外學者甚至認為,久坐如同抽菸,會嚴重危害身體健康。其中澳洲昆士蘭大學研究發現,久坐1小時,相當抽了2根菸,等於減

壽22分鐘。對於電腦族或電視沙發族，包括醫師自身，我都建議大約每半小時就要起身伸展一下，減少身體發炎的可能。

5. 抽菸

抽菸或接觸二手菸，都會誘發體內的發炎。此外，香菸含有很多有害物質與毒素，會傷害許多器官。2011年英國醫學會更警告，在車內抽菸累積的毒物，比起煙霧瀰漫的酒吧多了23倍。不抽菸的人也要小心二手菸，因為吸入二手菸或三手菸造成的發炎，也不遑多讓。

6. 慢性壓力

當我們感受到壓力時，腎上腺素會分泌皮質醇來應對，如果皮質醇長期處於過高狀態，會導致腎上腺耗竭，進而造成長期發炎。關於如何紓壓，我會在後面的章節詳述。

7. 睡眠不足

包括長期晚睡、睡眠中斷，或是睡眠呼吸中止症、睡眠深度不足，都會導致身體慢性發炎，造成老化。

8. 肥胖

我常跟肥胖的朋友說，控制體重的目的不只是為了變瘦、變美，而是為了身體健康。體內脂肪過多會引起發炎，尤其是內臟脂肪過多，更是造成發炎的元凶之一。

9. 攝取過量 Omega-6 脂肪酸

Omega-3、6、9都屬於不飽和脂肪酸，是人體必需的脂肪酸，但Omega-6太多，會導致身體發炎。Omega-6常見於植物油，如大豆油、花生油、葵花籽油等，至於橄欖油、苦茶油、酪梨油等，則含有較多Omega-9。如果每餐都用很多沙拉油來煮菜，可能會造成Omega-6脂肪酸攝取過多，如果又加上富含Omega-3脂肪酸的魚類攝取不足，就會造成Omega-6和Omega-3脂肪酸不平衡，這也會促進發炎。

10. 食物過敏

臨床上我們經常看到，很多人是做了食物過敏檢測後，才發現自己的過敏是因為長期攝取誘發過敏的食物所導致。如對麩質過敏，或是對乳製品過敏卻不自知，最後導致慢性發炎。

11. 毒物汙染

毒物汙染是很嚴重的問題，包括大家耳熟能詳的環境荷爾蒙如塑化劑，以及慢性重金屬汞、鎘、鉛、砷中毒，還有不沾鍋上的多氟烷基化合物（PFAS）、PM2.5等，都可能與發炎有關，進而導致老化。

第 2 章

自由基

談到抗老、抗氧化,就一定會談到自由基對人體的傷害。到底什麼是自由基呢?在此,我就以生活中常見的鐵鏽為例來說明。

大家都看過鐵生鏽的樣子,生鏽在化學上來說,就是所謂的「氧化作用」,當鐵被氧化後,鐵原子會失去兩個電子,形成氧化亞鐵(FeO),當氧化亞鐵再被氧化,失去一個電子,就形成氧化鐵(Fe_2O_3)。鐵鏽就是混雜著氧化亞鐵及氧化鐵的物質。鐵如果持續氧化,嚴重生鏽,代表鐵器可能就要逐漸報廢了。

⏱ 人也會生鏽?

人體也會生鏽,和鐵生鏽不同的是,人生鏽並非因為氧化作用,而是因為遭遇氧化壓力(oxidative stress),而氧化壓力則與自由基有關,當自由基的生成和抗氧化劑防禦兩者之間失去平衡,就會造成氧化壓力升高。

如同鐵失去電子後,會產生不穩定的亞鐵及三價鐵離子,人體

器官組織中的分子如果因為某些原因被剝奪一些電子，這些分子就會成為不穩定的自由基。人體內常見的自由基有氫氧自由基、超氧陰離子、過氧化氫等，自由基因為牽涉到氧或氮原子，所以又分為活性氧分子（ROS）及活性氮分子（RNS）。這些自由基因為很不穩定，會對體內細胞進行破壞，進而導致疾病或老化。

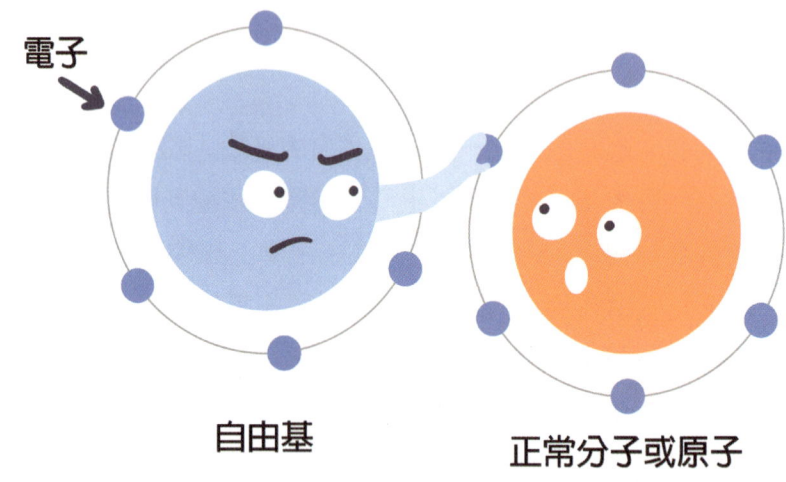

自由基會搶奪正常分子或原子的電子，導致原本的細胞組織受損

不過，適當的自由基對身體來說其實很重要，因為白血球需要自由基，才能消滅病毒和細菌，自由基可說是白血球殺菌的武器之一，所以就某個層面來說，自由基會影響免疫力的好壞，但如果身體製造或暴露於過多的自由基下，就另當別論了。

在日常生活中，我們如何感覺到自由基的存在與對人體的傷害呢？抽菸就是一個最簡單且明顯的例子。

癮君子吞雲吐霧的快樂模樣，在我看來其實很可怕，因為每吸進一口菸，就吸入數十萬個自由基分子，這些自由基進入肺臟，透過血液氣體交換，會快速搶奪你全身細胞穩定分子的電子，讓這些原本穩定的器官組織分子變得不穩定，成為自由基，繼續破壞身體細胞。這就像是連鎖反應，一口菸引爆全身的「微破壞」。套用時下非常流行的醫療處置名詞「微創手術」，抽菸等於是在替身體進行「微創傷」處置，累積起來就變成巨大創傷了。

自由基與老化的關係

很多研究都已證實，自由基過多與老化、癌症、神經退化疾病等密切相關。

癌症從發生、癌細胞增長，到最後擴散、轉移，都與自由基環環相扣。目前已知如毒物、病毒、汙染、輻射等，都會讓人體產生大量自由基，影響細胞中的DNA，造成細胞突變，並影響細胞的自我修復能力。另外，自由基產生的氧化壓力，也會影響白血球攻擊腫瘤的強度，最終造成細胞癌化成功，突破重圍，召喚血管供給養分，達到轉移至全身器官的最終目的。

而神經退化疾病在高齡時代又特別受到重視，因為沒有人希望老年時有失智現象，或是帕金森氏症等退化疾病。現在已知自由基太多會導致神經元損傷，誘導腦神經細胞內粒線體的老化，影響細胞間訊息傳導突觸的活性，導致運動功能、感覺功能、記憶力，甚至嗅覺、視覺神經出現退化。目前很多研究都在探討以神經修復因子來降低腦細胞的氧化壓力，以期延緩神經退化疾病的進程，甚至

達到修復神經的作用。

自由基會對身體造成傷害的另一個證據，從睡眠呼吸中止症也可得到印證。睡眠是全身細胞修復的時間，偶爾打呼很正常，但嚴重打呼有可能是患有阻塞型睡眠呼吸中止症（OSA）。所謂OSA是指睡眠時上呼吸道阻塞，以至於血氧濃度下降。研究發現，若中度或重度的OSA沒有治療，容易發生猝死、心血管疾病和中風。這是因為氧氣不足時，二氧化碳逐漸累積、體內產生大量自由基所致，除了造成細胞快速老化，也會讓你早上起床時感覺沒睡夠，頭也昏昏沉沉的。

我曾做過相關研究發現，重度睡眠呼吸中止症患者因體內自由基過高，丙二醛（MDA，一種脂質過氧化的產物，用來評估體內自由基的含量，後文會再詳述）也非常高。許多研究已證實，MDA過高與心臟病、血管硬化、中風息息相關。

⏱ 評估氧化壓力的科學方法

上一章談到發炎，也提供了一些簡單的發炎指標供大家自我評估，那自由基也有簡單的指標可以自我評估嗎？可惜並沒有。想檢測身體的氧化壓力指標，也就是你的「生鏽指標」，只能透過一些功能醫學上的檢測。

比方說，功能醫學醫師可以透過抽血，檢測細胞內脂質過氧化壓力指標丙二醛（MDA），當體內脂肪被自由基攻擊時，MDA會增加，很多研究發現，MDA越高，血管老化就越快。除此之外，也可以檢驗尿液中的DNA損傷指標8-羥基脫氧鳥苷（8-OHdG），

得知體內的自由基是否過多。從臨床經驗中，我發現抽菸、酗酒、熬夜、壓力大、飲食不均衡、少吃蔬菜水果的人，以上兩種指標幾乎都會增加。

還有一種蛋白質羰基的檢測。蛋白質羰基是透過蛋白質的氧化修飾所形成的物質，檢測蛋白質羰基化可以深入了解蛋白質的氧化損傷。

人體內也存在一些天然的抗氧化酵素，檢測這些酵素的活性，也可得知身體對抗自由基的能力，其中包括：

- 超氧化物歧化酶（SOD）：SOD是身體裡一種非常重要的抗氧化酵素，能催化超氧自由基分解，測量SOD活性可以得知人體消除超氧自由基的能力。
- 過氧化氫酶：一種能分解體內過氧化氫，減少自由基的酵素。評估過氧化氫酶的活性，能反映人體中和過氧化氫的能力。
- 穀胱甘肽過氧化物酶（GPx）：一種能減少脂質過度氧化物的酵素，存在於肝臟中，對於肝臟的排毒很重要。測量GPx活性可以顯示肝臟中有關穀胱甘肽排毒系統的效率。有時我們會幫助患者注射穀胱甘肽，就是希望增加穀胱甘肽過氧化酵素的活性。
- 總抗氧化能力（TAC）：TAC可測量個體生物中和自由基的整體能力，提供抗氧化防禦系統的整體評估。

造成自由基過高的NG行為

既然自由基過高會危害人體,有哪些行為或習慣,會讓自由基增加,需要特別注意呢?

1. 新陳代謝副產物過多

當我們吃下食物,不管是碳水化合物、蛋白質或脂肪,經由新陳代謝,就會產生人體所需的能量。在產生能量的過程中,氧化磷酸化這種化學反應會產生自由基作為副產品,所以人只要活著,就會產生自由基,也因此,當你飲食攝取過量,或是吃太多不健康的食物時,新陳代謝副產物會變多,自由基也會增加。相對來說,偶爾限制飲食,可以減少過多的新陳代謝副產物,有助於抗衰老。

2. 接觸環境汙染或毒素

接觸汙染物、化學物質、輻射(例如紫外線),或是來自菸草或殺蟲劑的毒素等,都會增加氧化壓力,增加自由基。其中,環境中的空氣懸浮微粒、有機溶劑、農藥等,會經由增加人體的氧化壓力,傷害自我修復機制,導致粒線體凋亡、基因損傷等,破壞人體功能。研究也發現,空汙懸浮微粒PM2.5會改變基因的甲基化(methylation,第3章會詳述),以致基因表現改變,誘導細胞製造出更多發炎激素,引發氣喘、阻塞性肺病,甚至是肺癌。

3. 發炎

由感染、損傷、慢性疾病或自體免疫疾病引發的發炎反應,

會促進自由基的產生。我在前一章曾提過許多會導致發炎的NG行為，這些NG行為同樣也會導致自由基增加。研究發現，自由基與發炎兩者會相互影響，發炎越嚴重，自由基就會增加得越多；而自由基增加得越多，身體也越容易發炎。

4. 不健康的飲食

如果吃太多加工食品、大量的糖、不健康的脂肪，但具抗氧化力的蔬菜水果卻攝取不足，也會導致自由基大量增加。現代人的通病之一，就是三餐都用便當打發。我有一位病人，每天吃三個便當，換算下來一天的蔬菜量不到兩份（一份大約是蔬菜煮熟後半個飯碗的量）。這位病人不僅肥胖，脂肪肝也很嚴重，體內的發炎指標非常高，而且自由基指標也很高，可說是非常典型的蔬菜水果攝取過少，導致體內自由基過高的不健康飲食案例。

5. 不良的生活習慣

久坐、缺乏運動、過量飲酒、睡眠不足、壓力和某些藥物，也會增加氧化壓力，導致自由基增加。

6. 老化

隨著年齡的增長，人體的天然抗氧化防禦系統可能會減弱，因此更容易受到氧化壓力的影響，讓自由基增加。檢測70歲老人家和10歲小孩體內的自由基，當然是老人家較多，這是很自然的現象。所以應該比較的是與同齡者之間的差異，看看自己體內的自由基是在標準範圍內，還是遠超過平均值。超過太多，當然就老化得

比較快。

7. 遺傳體質

前面曾提到，人體內本來就存在一些抗氧化酵素，能幫助清除自由基。某些遺傳因素會影響人體產生抗氧化酵素的能力，或讓它們活性變差，進而影響個體對氧化壓力的易感性，這種先天性的因素就是體質差異。

如何增加抗氧化力

在生活中若能盡量遵循以下原則，便可提升抗氧化力，減少自由基大量產生的可能。

1. 避開菸害

燃燒的香菸會產生大量自由基，吸二手菸也一樣。

2. 防治空氣汙染

外出前可先查看App中的PM2.5預報，如果是黃燈或橘燈，雖然還不到紫爆，還是建議盡量戴口罩，更不要傻呼呼的強迫自己在空汙環境下慢跑，因為那等於是慢性自殺。

3. 注意輻射汙染源

輻射會造成強烈自由基反應，如飛機在高空有所謂的宇宙射線，暴露其中也會產生大量自由基。受宇宙射線影響最大的族群，

其實是飛航人員，如果每年只搭乘一、兩次飛機，接觸的輻射劑量還算少。另外，接受過度的放射醫療處置，如電腦斷層（CT），也會讓身體暴露於輻射中，因此，除非必要，不要接受太多有輻射的檢查。平時也要注意，不要過度曝曬於陽光下，住家附近如有高壓電塔，也要小心電磁波暴露的風險。

4. 減少重金屬汙染

大型海魚（如鮪魚、旗魚、鯊魚等）、來路不明的中草藥等不要亂吃，也要注意飲用的水源狀況等，因為裡面所含的汞、鎘、鉛、砷、鎳、鋁等，都會讓身體產生大量自由基。

5. 避免高糖食物

過度攝取含精製糖的飲料或點心，會削弱粒線體功能，增加氧化壓力。所謂過度，是指每天都要吃蛋糕、餅乾等甜食，長期下來，肯定會讓體內嚴重發炎，自由基也會大量增加。很多蔬菜水果中富含抗氧化物質，有助於消除體內自由基。更多有關減少自由基的飲食建議，會在第14章的營養相關章節詳細介紹。

第 3 章

基因

任何疾病都可能與體質有關,而所謂體質,則與現代醫學所說的基因及遺傳表現有所關聯。以阿茲海默症來說,目前有超過9成的病因仍不清楚,發病年齡通常大於65歲,但是年輕型的阿茲海默症病患遺傳因素卻占了50%;另一種神經退化疾病帕金森氏症,遺傳因素占約5～10%;至於憂鬱症,根據研究,患者的一等親患有憂鬱症的相對風險為一般人的2.84倍。

可見基因與遺傳,的確會影響身體的表現與健康,當然也與老化有關。

⏱ 什麼是基因?

基因到底是什麼呢?我先從染色體開始為各位說明。染色體總共有23對,包含22對體染色體和1對性染色體,體染色體的編號從1到22號,性染色體在男性為XY,女性為XX。染色體兩兩成對,一條來自父親,一條來自母親,想當然耳,你身上一定帶有來

自父母的遺傳因子。

染色體是由DNA（去氧核醣核酸）及組蛋白（histones）纏繞形成，存在於細胞核中。換言之，人類所有的遺傳基因DNA密碼，全部都壓縮在這小小的細胞核中，真的非常神奇。

DNA由鹼基、去氧核糖及磷酸構成，而遺傳密碼就是鹼基。鹼基有4種，包括腺嘌呤（Adenine, A）、鳥糞嘌呤（Guanine, G）、胸腺嘧啶（Thymine, T），以及胞嘧啶（Cytosine, C），在DNA的世界中，A跟T是互相吸引，G跟C則是緊密配合。

這麼多的染色體裡面，包含約2萬3千多個基因，當這些基因被啟動時，會經過複雜的轉錄過程，變成核糖核酸RNA，再經過繁瑣但快速的轉譯反應，最後可以產生約10萬多種蛋白質，之後這些蛋白質還會經過各種修飾，最終會製造出約100萬種蛋白質產物，這些蛋白質產物就在我們體內執行各種不同的生化反應。

由此可知，人體的運作真的非常複雜，因為太過複雜，所以有時基因在複製過程中會產生誤差，引發問題。如果DNA發生一小段的缺失、反轉或轉位（某一段DNA跑到別的染色體），甚至被插入一段DNA，或多複製了一條，就是突變或變異。如果只是一個鹼基產生變化，比如某個基因裡一個鹼基是G，結果變成了A，那就是一種小小的點突變，稱之為「單核苷酸多型性」（single nucleotide polymorphism，簡稱SNP）。

千萬不要小看這一點點的SNP，看似微不足道的基因小變異，有可能讓產生的蛋白質無法順利執行工作，進而導致某些疾病。大家較熟知的遺傳疾病如新生兒苯酮尿症、血友病、G6PD酵素缺乏症（俗稱蠶豆症）等，都是由不同基因產生不同的SNP所造成的。

與老化疾病有關的基因變異

基因對人體的影響很大,當然也包括老化在內。在老化的過程中,有一些要特別注意的基因變化:

1. 阿茲海默症基因 ApoE

根據截至2023年底的統計,目前台灣約有32萬人罹患阿茲海默症,且人數逐年上升。阿茲海默症是否與遺傳因子有關,一直是研究的焦點,其中一個基因ApoE,被證實與阿茲海默症有關。

1994年美國杜克大學艾倫・羅斯(Allen D Roses)教授發表一篇文章,表示如果第19對染色體上E型載脂肪蛋白(Apolipoprotein E,簡稱ApoE)基因有一個來自雙親的變異,罹患阿茲海默症的機率會增加3倍,如果雙親的ApoE基因都有變異,機率則會增加為9倍。

ApoE是一種脂蛋白乳糜微粒上的蛋白,如果這種蛋白功能異常,會造成高三酸甘油酯及高膽固醇血症,不但會增加腦內濤蛋白的磷酸化,還會促使 β-類澱粉被運送到神經細胞內,促進神經元細胞凋亡。

但如果是發生率較低的家族性早發型阿茲海默症,其遺傳基因型態就不同了,主要與第1、14、21對染色體上基因變異有關。第1對染色體上的PSEN2基因突變,會製造出早老蛋白二號(Presenilin 2);第14對染色體上的PSEN1基因突變,會製造不正常的早老蛋白一號(Presenilin 1);第21對染色體上的APP基因突變,會造成不正常的澱粉樣蛋白前驅蛋白(Amyloid Precursor

Protein）的形成。

如果家族中有人40歲就罹患阿茲海默症，建議可以進行基因檢測，查看是否存在特定基因變異。目前大多數預防醫學機構都能提供ApoE基因的檢測，有此基因變異的人如果能積極的從生活型態、飲食、營養補充做調整，還是可以降低罹患阿茲海默症的風險。但是，就算沒有這種基因異常，也不代表不會得到阿茲海默症，或是其他因素導致的大腦退化。

2. 葉酸代謝基因MTHFR

在功能醫學中，另一個基因檢測的重點項目就是葉酸代謝基因。葉酸在身體中扮演著重要角色，會協助代謝物質轉換，特別是在防止動脈硬化和心血管疾病方面作用很大。

我們知道，造成動脈硬化的原因，與低密度膽固醇（LDL）太高有關，它會導致動脈斑塊的形成，進而造成血管狹窄；當斑塊破裂時，又會造成急性血小板聚集，引起栓塞，導致心肌梗塞或腦梗塞。所以監測與控制低密度膽固醇，對抗老來說非常重要。

而同半胱胺酸（homocysteine）與低密度脂蛋白間存在一定的關係。研究發現，血中同半胱胺酸過高，不但與血管硬化有關，也會增加腦中風及心肌梗塞的風險。但同半胱胺酸過高的原因與飲食無關，它是由甲硫胺酸經過許多步驟合成的。

一般來說，血液同半胱胺酸正常值如下：
女性：60歲前<8 μmol/L，60歲後<12 μmol/L
男性：30歲前<8 μmol/L，30歲後<12 μmol/L
同半胱胺酸既然有害，那人體要如何代謝它呢？這就與葉酸有

關了。透過葉酸代謝，同半胱胺酸可以轉化為甲硫胺酸，進而降低血中同半胱胺酸的水平，因此，葉酸及其代謝對健康至關重要。

基本上，維生素B6、葉酸、B12都非常重要，有了葉酸及B12，同半胱胺酸可以代謝成甲硫胺酸；有了B6，同半胱胺酸可以代謝成半胱胺酸。所以，如果攝取足夠的B群維生素，理論上應該可以降低同半胱胺酸。

蔬果和全穀雜糧都含有豐富的B6，如果要補充葉酸，應多攝取深綠色蔬菜、雞蛋、糙米、麥類、豆類等食物。至於B12，只存於肉類、蛋及乳製品等。所以，長期吃全素的朋友更應該注意B12的攝取。像我自己的父母親因為長期吃素，所以我一定每天幫他們補充B群維生素，以幫助同半胱胺酸的代謝。

那是不是只要補充葉酸，就能高枕無憂了呢？答案可能要讓大家失望了，因為並非所有人補充葉酸都可以降低同半胱胺酸，其中的關鍵就在基因。

我有一位45歲的男性患者，平時幾乎不應酬，注重養身的他有天帶著健檢報告來找我諮詢，因為健檢報告上所有生化數字幾乎都正常，只有同半胱胺酸是 $16\,\mu mol/L$。他很納悶自己平時都有在補充B群維生素，為何這個數值還這麼高？我後來幫他檢測基因MTHFR，答案揭曉，原來他有葉酸代謝的基因變異。

我們透過飲食所攝取的葉酸，進入體內以後，必須「加工」變成二氫葉酸，之後再變成四氫葉酸，然後經過亞甲基四氫葉酸還原酶（MTHFR），轉變成5-甲基四氫葉酸，最後才能將同半胱胺酸代謝掉。如果這個酵素濃度不夠，甚至是無法產生，那你吃再多蔬菜，或是額外補充葉酸，也無法發揮保護作用。

換言之，具有MTHFR基因變異，會導致葉酸無法充分被利用，進而造成同半胱胺酸的累積，增加動脈硬化的風險。解決的方法之一，是補充具有活性葉酸的B群維生素。

3. 癌症遺傳基因

　　2013年，女星安潔莉娜‧裘莉因為有家族病史，做了BRCA1、BRCA2基因檢測，結果發現自己有乳癌基因，最後她決定做預防性乳房切除手術。2015年她再度進行預防性手術，切除兩側卵巢輸卵管，以降低未來罹患這些疾病的風險。這些新聞都引發了廣泛討論，也引起大眾對於癌症與基因關係的重視。

　　1994年，科學家發現第17號染色體上有一種抑癌基因，因為其缺陷與乳癌發生有關，所以稱為BRCA1基因（BRCA 1也就是Breast Cancer1, early onset的縮寫，是一種乳癌易感基因）；緊接著在1995年，科學家又發現第13號染色體上有另一個抑癌基因，稱為BRCA2基因。這兩個基因的功能是維持細胞分裂與分化時的穩定，並協助修補受損DNA，如果這個「抑制」癌症的基因發生突變，基因會變得不穩定，讓某些組織器官容易發生病變，例如乳癌或卵巢癌。

　　研究發現，帶有BRCA基因變異的人，發生乳癌的年紀會比一般沒有基因變異的乳癌病人還早，可能20～30歲就會發病，而變異BRCA1造成乳癌的機率又比變異BRCA2還高，前者罹患乳癌的機率為65～80%，卵巢癌為37～62%；後者發生乳癌的機率為45～85%，卵巢癌為11～23%。看到這裡，或許大家就可以理解，裘莉為什麼會毅然接受預防性乳房與卵巢切除手術。

我曾遇過一個案例,有位年輕女孩才19歲就罹患了卵巢癌第四期。她大學時偶爾會感覺下腹脹,但一直不以為意,只是覺得自己有點胖,因此節食減重,直到有天肚子劇烈疼痛,當婦產科醫師的爸爸覺得不對勁,幫她做超音波,才發現她有嚴重的腹水,卵巢也長了很大的腫瘤,化驗後居然是卵巢癌。媽媽帶她來找我,我做基因檢測後發現,她的BRCA2基因有變異,或許這就是導致她這麼年輕就罹癌的原因之一。

那麼,BRCA1與BRCA2基因發生突變只與女性的乳癌有關嗎?其實不然。男性若這兩個基因發生變異,罹患攝護腺癌和乳癌(男性也有可能得乳癌)的機率也會增加。另外,有些研究也發現,BRCA2基因變異與淋巴癌、膽囊癌、膽管癌、胰臟癌、惡性黑色素瘤也有關。

順便一提,人體的抑癌基因不是只有BRCA1及BRCA2,還有p53、Rb、APC等。那到底有多少人帶有BRCA1基因變異呢?國健署資料指出,台灣一般族群中,BRCA1與BRCA2基因突變的機會小於1%;在罹患乳癌的病人裡,約10～15%有這兩個基因突變,與我的臨床經驗吻合,大部分的乳癌和卵巢癌病人還是屬於非遺傳性,而是後天細胞突變造成的。

如果大家有機會做癌症基因檢測,確實可以知道自己是不是帶有癌症基因變異,知道罹患哪些腫瘤的風險高,然後針對那些器官部位積極進行健檢,提早發現。但我也想特別提醒,有癌症基因變異,不代表一定會得癌症,所以千萬不要為此每天愁眉不展,只要透過後天的調理,從生活、飲食、運動等面向切入,就可以大幅降低罹癌的風險。

4. 肥胖UCP1基因

　　肥胖是現代人的大問題之一，因為大家普遍吃得太多、太精緻，加上動得少，導致許多人罹患新陳代謝疾病。多年來，科學家也致力探討基因與肥胖是否有關係，研究結果發現，有一種頑固型肥胖UCP1基因與腹部脂肪有關。

　　人體脂肪有白色脂肪（White Adipose Tissue，簡稱WAT））與棕色脂肪（Brown Adipose Tissue，簡稱BAT）之分，其中棕色脂肪於剛出生的嬰兒體內較多，隨著年紀的增長逐漸減少。棕色脂肪的主要功能是，面對低溫環境時增加產熱反應，以維持體溫，在能量平衡上扮演重要角色。UCP1蛋白質主要分布於棕色脂肪細胞的粒線體內，是哺乳動物特有的基因，會參與低溫環境或食物誘發的產熱機制。換句話說，UCP1蛋白質會幫你產熱，消耗能量，減少很多新陳代謝疾病的形成。若UCP1基因異常，不但腹部脂肪容易增加，連帶臀部、大腿脂肪也易囤積，也就是容易有西洋梨型肥胖。

　　有UCP1基因變異的人，我建議最好要多運動，尤其是針對大腿肌肉的鍛鍊更是重點。另外，也可以訓練洗冷水澡，但是冬天時要衡量一下自身耐受度，千萬不要勉強，避免造成心臟負擔。飲食上則要避免酒精、含糖飲料、精緻甜點，每日可以補充一些益生菌、益生質、白藜蘆醇植化素等。

5. 脂質型肥胖PPARG基因

　　很難成功減重的人，可能是另一個與肥胖有關的基因PPARG（PPAR-gamma）發生變異。這個基因位於細胞核內的接受器上，

脂肪組織特別多，與調控脂肪細胞分化及胰島素敏感性有關，對於脂肪細胞的生成及基因的調控，扮演著相當關鍵的角色。如果這個基因異常，除了BMI容易增加外，還會增加動脈硬化及部分癌症的風險，因此這類基因變異患者對於油脂的攝取必須錙銖必較。

在飲食上，我建議肉類攝取以去皮雞胸肉及小型深海魚為主，牛肉、豬肉等紅肉與其加工製品要盡量少吃；含糖飲料及精緻甜點也必須少碰；蔬菜類可以多吃山苦瓜、洋蔥等，營養素可攝取薑黃萃取物、B群維生素、酵母硒、活性維生素D3等。

6. 抗老長壽Sirtuin基因

本書談的是抗老化，那抗老也跟基因有關嗎？答案是有的。有一種Sirtuin基因，涉及調節細胞代謝、DNA修復、細胞生命等多種生物學功能，也與老化有關，它屬於一個蛋白質家族，這個家族的蛋白質被稱為Sirtuins（SIRT）。SIRT主要參與一種生化反應，與蛋白質去乙醯化酶（histone deacetylases，簡稱HDACs）的活性有關，並與細胞能量NAD^+的產生息息相關。

在哺乳動物中，有7種已知的Sirtuin基因，分別為SIRT1～7，每個基因在細胞內分別擔任特定角色，並參與調節不同的生物學過程。

- SIRT1是最被廣泛研究的Sirtuin基因之一，與DNA修復、代謝調節及細胞壽命等過程密切相關。
- SIRT2主要參與調控細胞週期，影響細胞結構中的微管蛋白。
- SIRT3、SIRT4和SIRT5主要存在於細胞的粒線體內，參與能量調節，維持細胞氧化還原平衡等功能。

- SIRT6與基因組穩定性、DNA修復，以及葡萄糖代謝等有關。此基因越不穩定，越容易產生突變，也越容易造成癌症。
- SIRT7參與RNA聚合酶和核糖體生物合成。

Sirtuin1到7基因與長壽與否密切相關，Sirtuin基因的研究已引起科學界的廣泛關注，特別是它們對於代謝調控、老化和疾病發展的潛在影響。一些研究發現，包括飲食生活型態、營養素等，可以活化Sirtuin蛋白質，有助於延長生命週期。

可以改變基因表現的表觀遺傳學

身為一位臨床醫師，我對突飛猛進的基因相關科學知識充滿期待，然而，在了解基因與疾病的相關知識後，有時卻又充滿無力感。無力感的來源是，當患者知道他的基因有變異後，我們似乎又無法提供太多建議，因為大家都知道，基因是無法改變的。不過從80年代開始，許多研究漸漸證實，基因是可以被修飾或調整的。

我們常講「三分天注定，七分靠打拚」，套用在基因上也是如此。基因無法改變，但透過後天的修飾，可以把一些不好的基因關掉，叫它不要表現，把一些好的基因開啟，讓它多表現，來改變先天的設定，這就是目前最火紅的表觀遺傳學（Epigenetics）。

換句話說，在建構我們生命藍圖的DNA上，可以透過環境、飲食、運動、營養、壓力、排毒等模式，來將基因的表現開啟，或是微調，甚至關閉。這是不是很有意思？

當基因插上「甲基旗子」

1975年，英國分子生物學家羅賓‧哈立德（Robin Holliday）提出，DNA的甲基化可能在基因的表現上扮演重要角色，並將表觀遺傳學定義為「在複雜有機體的發育過程中，對基因活性在時間和空間中調控機制的相關研究」。表觀遺傳學Epigenetics中的「epi-」，指的是「在……之上」或「在……之外」，按照字面解釋，就是在我們了解的基因藍圖之外，還有某些方法可以用來調控基因的表現。

2008年，重要的遺傳學冷泉港會議終於達成了表觀遺傳學的共識定義，那就是「表觀遺傳學是由染色體改變所引起的穩定的、可遺傳的表現型，而非DNA序列的改變」。其中，調理基因的方式主要是透過「甲基化」來完成。

所謂甲基，化學式「-CH3」，也就是一個碳原子加上三個氫原子的結構。基因無法改變是事實，但是可以在DNA的某個胞嘧啶C連著鳥糞嘌呤G「CpG」的區域，在胞嘧啶上加上甲基，變成5-甲基胞嘧啶，這時該基因可能就會關閉而不表現出來。

為了讓大家更容易了解甲基化，我喜歡用「插旗子」來解釋，所謂甲基化，就是在DNA這條鐵道上，這面甲基旗子可以插在鳥糞嘌呤車廂前面的胞嘧啶車廂上。當插上甲基旗子後，這班火車大多數會減速，也可能停駛。

以我之前提到的BRCA1抑制癌症基因為例，如果這個基因能順利表現，將有助於抑制癌症，但如果因為老化或某些因素，加上許多甲基化，導致BRCA1不表現，我們可能就會罹患癌症。又或者，有些與老化有關的基因，被甲基化之後變得不容易表現出來，

也就有助於抗衰老。所以甲基化跟健康密切相關，甲基化過度或不足都有害健康，就好像烹飪一道菜，加上鹽巴可以讓菜餚吃起來有不同的口感，但是鹽巴加得太少或太多，都會影響這道菜的味道。

奇妙的是，當基因插上甲基旗子後，會形成所謂的「印記」，印記也會遺傳。換句話說，在我們的生殖細胞內，也就是卵子或精子細胞中，會繼續留著這面甲基旗子，傳給我們的子子孫孫。

當組蛋白戴上「乙醯帽子」

要調整DNA的表現，不一定只能插上甲基旗子，也有其他方法可以修飾基因，例如針對細胞核內協助DNA纏繞的組蛋白來修飾。組蛋白的次單位尾巴上，有時會接上乙醯基，而達到組蛋白乙醯化（acetylation）的修飾目的。當組蛋白被乙醯化時，DNA就會鬆開，以利基因表現出來；相反的，組蛋白沒有被乙醯化時，DNA會緊密纏繞組蛋白，基因就不易表現出來。

簡單來說，當組蛋白帶上「乙醯」這頂帽子時，基因就被打開，可以轉錄表現，但是當這頂「乙醯」帽子拿掉時，基因就會繞著組蛋白而濃縮，並且關閉不轉錄。目前研究發現，大腦細胞核內組蛋白的乙醯基化改變，與大腦衰老有關聯，不過都還需要持續研究。

環境和飲食都會影響基因表現

雙胞胎是研究表觀遺傳學相當重要的「材料」，尤其是同卵雙胞胎。讀者可以想像，既然是同卵，意謂著兩個受精卵的基因完全

相同,所以我們可以看到同卵雙胞胎長得一模一樣,也因此,同卵雙胞胎可能發生的疾病,照理說應該也相同。不過真的是這樣嗎?

1999年美國外科心理健康報告書(The Surgeon General's Report on Mental Health)中提到,以思覺失調症發病機率來看,如果異卵雙胞胎其中一人發病,另一人平均發病機率是18%;如果是同卵雙胞胎,其中一人發病,另一個體的發病率並非100%,而是48%左右。所以是不是除了基因以外,還有其他因子,包括環境、飲食、壓力等,也會改變基因的表現呢?

更多照顧會改變幼鼠行為

2004年,一位神經科學家麥可‧米尼(Michael Meaney)發表了一個有趣的實驗。當鼠寶寶出生後,有些鼠媽媽很會照顧鼠寶寶,經常幫寶寶舔毛、理毛,當然也有鼠媽媽不太照顧寶寶,甚至是忽略寶寶。等到這些鼠寶寶長大後,研究人員發現,當壓力來臨時,小時候受到良好照顧的寶寶比較能面對壓力,並且很快就冷靜下來,而從小被忽視的寶寶在面對壓力時,不但反應劇烈,而且抗壓性較差。

研究人員檢測這些老鼠腦部的海馬迴皮質醇接受器DNA甲基化程度後,發現從小受到良好照顧的小鼠,愉悅感血清素濃度較高,壓力性皮質醇濃度較低,而且大腦海馬迴皮質醇接受器DNA呈現低甲基化,這也使得皮質醇接受器大量表現,種種結果都促使這些老鼠表現得比較冷靜。

後來,又有加拿大學者研究自殺者的海馬迴皮質醇接受器DNA甲基化程度,結果發現,從小遭受虐待或被忽視的人,其腦

內海馬迴皮質醇接受器DNA甲基化的程度確實較高，這也是幼時「照顧環境好壞」影響基因表觀遺傳的一個例子。

2003年一篇發表在《分子與細胞生物學》(*Molecular and Cellular Biology*)的研究指出，在老鼠實驗中，給予一些會增加甲基化的營養素，包括葉酸、B12、膽鹼和甜菜鹼，會改變老鼠細胞的基因表現，且隨著營養素濃度增加，老鼠的毛色也隨之改變，從金黃色變成較深的顏色，這表示飲食中的營養素也會透過甲基化來影響基因表現。這項研究讓人們意識到，基因雖是天生，但後天的營養、照顧、睡眠等與生活方式有關的因素，可以讓基因產生微妙的變化。

蜂王漿可以改變蜜蜂的基因表現

那飲食和營養素對基因表現是否也有同樣的影響？我舉個早已不是祕密的有趣例子——蜜蜂。

每個蜂巢內都有蜂后，終日足不出戶，深居巢穴深處，主要工作就是繁衍後代，有時一天可以產下一、兩千顆卵。除了蜂后，蜂巢內也有工蜂，所謂工蜂就是沒有生殖繁衍能力的雌蜂，牠們得辛勤採集花粉、建構蜂巢、照顧幼蜂及蜂后。當然也有雄蜂，不過數量不多，而且只負責交配。蜂后體積大，可存活數年，工蜂體積小，生命週期只有數週。但大家知道嗎，許多工蜂的DNA和蜂后的DNA是完全相同的，很驚訝吧！為什麼兩者會有如此不同的行為呢？問題在「蜂王漿」。

蜂王漿是由一群擔任護士蜂的工蜂，其頭上特殊舌下腺體所分泌出的營養液，當少數幸運的蜜蜂幼蟲被選中而得以持續被餵

食蜂王漿，最後就會發育成蜂后，而只吃一般蜂蜜的相同基因幼蜂，只會發育成工蜂。蜂王漿含有豐富蛋白質、脂肪酸、碳水化合物，以及維生素B群等營養，為何蜂王漿會如此強烈影響基因的表現？澳洲及美國學者研究發現，裡面所含的某些物質可能會藉由抑制DNA甲基轉移酶（DNMT3）而降低DNA的甲基化，或是其中的苯丁酸亦或10-羥基癸烯酸（10-HDA）會抑制組蛋白去乙醯酶HDAC，來達到修飾基因表現的效果。

許多人看到蜂王漿的神奇魅力，希望藉由食用蜂王漿來達到如蜂后般延年益壽的功效。不過到目前為止，蜂王漿除了營養外，並沒有任何證實可改變人類基因表現的研究報告出現。

營養、運動和睡眠都可改變生理年齡

針對抗衰老的研究，2021年美國《老化》期刊上曾有一篇研究發現（*Aging*, Albany NY, 2021/4/12; 13: 9419-9432），透過改變生活方式和營養介入，的確可以延緩人體的老化，也顯示甲基化確實可調控基因的表現。

研究針對43名50～70歲的健康男性，進行為期8週的隨機對照試驗，實驗組接受包括飲食、睡眠、運動和放鬆指導。

在飲食方面，鼓勵實驗組成員多吃含有葉酸、甜菜鹼、維生素C、維生素A、薑黃、迷迭香和芹菜素的蔬菜水果，這些都是抗衰老和抗氧化的重要元素。此外，也限制所謂精緻碳水化合物的攝取，進行輕度的間歇性斷食，也會補充一些纖維粉、乳酸菌、益生菌、植物營養素等。

運動方面，建議實驗組每天至少運動30分鐘，每週至少5天。放鬆指導則包括呼吸訓練，以減輕壓力。

在睡眠上，建議每晚至少睡7小時，因為已經有很多研究發現，睡眠不足會加速老化。

對照組則不接受任何的介入，研究人員希望能看出生活方式和營養會如何影響這兩組在老化上的表現。

為了評估抗老效果，研究中使用全基因DNA甲基化分析，以及HOFER（Horvath's Epigenetic Clock）DNA甲基化生理時鐘，來評估DNA的年齡。HOFER是由史蒂夫・霍瓦斯（Steve Horvath）教授所開發的，透過分析DNA的甲基化程度來估算人的生物年齡。

假設你的實際年齡是50歲，透過分析DNA的甲基化程度，得知你的生物年齡剛好50歲，代表兩者老化程度吻合。但如果測出來的生物年齡是55歲，則代表你的細胞老化較快，比實際年齡老了5歲。相反的，如果你在生活上小心保養，生物年齡計算出來是47、48歲，則代表你比實際年齡還年輕。

研究結果發現，經過介入的實驗組成員，生物年齡比實際年齡減少了3.23歲。也就是說，短短8週內，居然可以透過飲食、生活習慣、營養素的介入，就讓細胞年齡活化，平均減少3.23歲。

我前面提到與葉酸代謝有關的MTHFR基因，可幫助降低同半胱胺酸，研究中也很重視這個數值，並透過抽血檢測。結果發現，透過營養介入且改變生活方式的實驗組，促進同半胱胺酸代謝的「5-甲基四氫葉酸」是增加的，而三酸甘油酯則降低了。這是目前已知，第一個證實透過飲食和生活方式，可以在男性身上成功逆轉

年齡的重要實證醫學。

綜合以上，我們知道透過攝取對的營養素，可調節基因表現，改變身體的健康和年輕程度，相關營養元素包括維生素B12、B3、B6、葉酸、甜菜鹼、膽鹼，以及鋅、鎂等微量元素，或是魚油裡的DHA、硫磺酸等，都可以提供甲基化非常重要的營養素。

另外，甲基化後，調節基因往好的方向走也很重要，這類營養元素稱為適應原（adaptogen）。許多研究發現，如槲皮素、白藜蘆醇、蕈菇類或丁酸，以及微生素C、D3、A，或茄紅素、人參皂苷、綠茶萃取物等，都有這方面的功效。更多飲食上的建議，在第14章會仔細介紹。

最後，我想再次告訴大家，不管你從父母那邊遺傳到什麼疾病、父母的壽命是長是短，基因或許已有一些設定，但從這個實驗可以證實，好好睡覺、好好紓壓，以及適當的運動和飲食，戒掉不該吃的甜食，多吃原型食物，只要短短幾個月，還是可以讓細胞年輕化。

第 4 章

端粒

來我的營養醫學門診諮詢營養抗老的朋友不在少數，但我總是告訴大家，抗老是不可能的，因為人類基因中早已設定好老化時鐘。不過，我們倒是可以延緩基因老化時鐘敲響的時間，而端粒就是科學家發現的老化時鐘指標之一。

端粒是什麼？

端粒是生物染色體末端的DNA重複序列，主要功能是保護染色體，免受自由基或發炎物質攻擊。另外，端粒也能幫助維持染色體的完整性，讓染色體纏繞於細胞核中，不致彼此打結或磨損，促使基因的複製過程能順利完成，不會出現脫序。

端粒體是由重複的TTAGGG六個鹼基所組成，我們可以把染色體的端粒想像成鞋帶尾端的塑膠束圈，如果沒有這個束圈，鞋帶很快就會鬆散，使用壽命當然也會縮短。

美國分子生物學家倫納德・黑弗列克（Leonard Hayflick）發

現，正常狀況下，細胞分裂的次數是一定的，而人體細胞離體培養後最多分裂50次。據此推估，人類的合理壽命極限是120歲，而控制分裂次數的時鐘，就在端粒上，細胞分裂一次，端粒就脫落一次，等到端粒脫落得差不多時，也代表細胞邁入死亡凋零的階段。

許多慢性疾病，例如新陳代謝症候群，如果控制不好，脂質代謝異常將加速氧化壓力及端粒的磨損，因此老化也就更加速了（*Biology*, Basel, 2021/4; 10(4): 253）。

為什麼端粒會變短？

除了年齡之外，還有很多因素會導致端粒長度縮短，其中包括遺傳、環境、藥物使用等等。

1. 年齡

端粒本來就會隨著年齡逐漸變短，這種現象被認為是生物老化的標誌。

2. 遺傳

遺傳會決定出生時端粒的初始長度，就某種程度來說，我們會繼承父母親端粒的長度，而特定基因的變異，則會影響一生中端粒縮短的速度。研究也發現，有些長壽的人端粒縮短速度較慢，這應該也與遺傳有關，也因此，的確會有所謂的長壽家族。

3. 氧化壓力

研究發現，自由基會滲透到染色體裡，當自由基越多，引發的氧化壓力會損害端粒，導致加速縮短，抗氧化劑可中和自由基，可能有助於減輕這種影響。

4. 生活方式與環境因素

- **壓力**：皮質醇能協助對應壓力，但皮質醇長期過高，會導致端粒縮短。此外，端粒酶（telomerase）是一種負責維持端粒長度的酵素，但它的活性會受到壓力荷爾蒙的影響。
- **吸菸與飲酒**：這兩者都與氧化壓力增加和發炎有關，會加速端粒縮短。
- **肥胖**：較高的BMI和肥胖與較短的端粒有關，這可能是由於發炎和氧化壓力增加所致。所以我一再強調，減重真的不是為了外表好看，而是為了整體健康。
- **體力活動**：適度體力活動可以減少氧化壓力和炎症，進而減緩端粒縮短。經常久坐不動的人，端粒會縮短得比較快，但有些研究也發現，長期過度的激烈運動，也會加快端粒縮短的速度。更多運動的提醒，後文會再詳述。
- **飲食**：常吃富含抗氧化劑、維生素和礦物質的健康飲食，如蔬菜水果等，有助於保護端粒免受自由基攻擊，減緩端粒縮短。
- **環境毒素**：有研究發現，環境汙染物和重金屬汙染、塑化劑等毒素，都會破壞端粒，導致端粒縮短。我從臨床經驗也看到，毒素與塑化劑的確與乳癌、子宮內膜癌、攝護腺癌、失智等有關，所以毒物對身體的影響真的非常大。

5. 疾病與健康狀態

與心血管疾病、糖尿病、某些癌症、自體免疫疾病相關的慢性發炎和氧化壓力，會導致端粒縮短。所以控制好慢性疾病非常重要，如果改變生活習慣也無法有效控制慢性病，請不要排斥吃藥。

6. 藥物和治療

一些研究發現，癌症治療中的某些化療或放射治療，可能加速健康細胞的端粒縮短。另外，自體免疫疾病的治療藥物，如類固醇、免疫抑制劑等，或是身心科的用藥，也會造成端粒縮短。所以有些人會因為長期服藥，看起來更顯老。

7. 荷爾蒙

雌激素和睪固酮可能有助於保護端粒。有些研究發現，適當補充荷爾蒙，不管是營養療法或荷爾蒙補充療法，對端粒維持有一定的重要性。至於補充荷爾蒙是否會增加罹癌風險，第8章會再詳述。

⏱ 飲食與生活對端粒長度的影響

為了更深入的了解影響端粒長度的因素，科學家無不費盡心思，以下是從營養素和生活型態切入的幾個研究面向：

1. 體重管理

2014年，西班牙納瓦拉大學營養所團隊找來74位肥胖青少

年，執行6個月的減重計畫，包括飲食指導、運動訓練、心理行為修正。結果發現，這些人的細胞端粒都延長了，這代表減重之後，這些肥胖青少年的細胞變年輕了（*PLoS One*, 2014; 9(2): e89828）。

研究團隊甚至還發現，一開始端粒較長的青少年，減重效果越好。這代表想預知一個人能否順利減重，或許可以先測量一下他的端粒長度。這個實驗使用的減重方法，是以健康飲食加上運動、生活型態調整為主，完全不靠藥物，這證明了體重管理絕對是延緩端粒縮短的重要方法之一。

2. 健康飲食

地中海型飲食一向被認為是最有益健康的飲食型態，其內容包括大量蔬果，肉類以禽類及魚肉等白肉為主，油以富含單元不飽和脂肪酸的橄欖油為主（在台灣，我建議可以多用苦茶油或酪梨油來烹飪），搭配堅果、少量紅酒。這種飲食被認為對心血管健康最有益，並可改善新陳代謝疾病。

2014年，同樣是西班牙納瓦拉大學的研究團隊，追蹤了521位55～80歲採用地中海型飲食長達5年的人，結果發現這些人的端粒有延長情形。另外，一開始端粒較長的人，在飲食內容改變後，體重、腰圍、腰臀比、BMI指數減少較多。

2014年，哈佛醫學院也發表了一個研究，追蹤了4,676位護理師的飲食型態，並抽血檢測白血球細胞中端粒的長度，結果發現越依循地中海型飲食的組別成員，端粒越長（*BMJ*, 2014; 349: g6674）。

3. 油的選用

2013年美國俄亥俄州立大學醫學院發表了一項研究，研究中找來了106名不太運動的肥胖中年人，一天給予1.25～2.5克魚油，4個月後，發現受試者不但身體發炎情況減少，自由基也下降了，更特別的是，Omega-6與Omega-3的比值也下降了，而白血球細胞染色體中的端粒則增長了。由此可以推論，補充魚油可能對抗老有某種程度的影響。

但到底是因為魚油能抗發炎，自由基減少後，讓端粒長度增加，或是魚油本身就可以增加端粒長度，目前仍不得而知。不過越來越多證據顯示，魚油對於端粒的延長扮演了一定的角色（*Nutrients*, 2022/9; 14(18): 3723）。

4. 更年期

女性朋友最擔心的就是更年期提早到來，因為這意謂著身體雌激素降低，老化即將來臨。那麼，端粒長短與女性更年期到來的時間是否有關呢？

2016年南韓學者辛雅（Shin YA）發表一項研究，以54位肥胖女性為研究對象，其中包括25位停經前及29位停經後。結果發現，停經前肥胖婦女的白血球端粒比較長，而停經後肥胖婦女的端粒長度，隨著雌激素水平減少而縮短。光從這結果並無法推論是端粒縮短造成雌激素下降，以至於更年期到來，還是雌激素下降，導致端粒縮短，造成停經。不過可以確定的是，女性朋友只要依循能增加端粒長度的生活及飲食型態進行調整，對延緩更年期的到來應該有所幫助（*J Exerc Rehabil*, 2016/6; 12(3): 238–246）。

5. 維生素D

研究發現，紅斑性狼瘡（SLE）的女性患者端粒比較短，而端粒縮短的患者頸動脈會比較容易出現斑塊（*Rheumatology*, Oxford, 2013/6; 52(6): 1101–1108），頸動脈一旦出現斑塊，腦中風的機率就會增加。

美國南卡醫學大學醫師讓30位SLE患者補充維生素D達3年9個月後，發現他們的端粒長度得以維持，而沒有補充的患者端粒則繼續縮短。看到這篇研究後，針對紅斑性狼瘡與自體免疫患者，我都會開立維生素D3，除了抗發炎，對於維持染色體端粒長度也有加分的效果。

以上研究和臨床經驗都可以證實，飲食型態對端粒的影響非常大，更多有關染色體端粒的研究也仍在持續進行中。

⏱ 使用端粒酶來延長端粒可行嗎？

除了補充營養和調整生活型態，許多科學家也在研究，是不是有其他方式能把端粒延長，甚至幻想是否能有一種藥物，吃下去後端粒就能延長。

比方說，有科學家就在研究端粒酶這種酵素，希望它能幫助修復端粒，完成人類的抗老春秋大夢。的確，人類的幹細胞與生殖細胞存在著大量的端粒酶，能透過在染色體末端添加DNA序列來維持端粒長度，藉以延長這些細胞的壽命，然而諷刺的是，癌細胞其實也含有大量端粒酶，以確保「癌細胞之永恆」。

科學家使用端粒酶活化劑，或可能影響端粒酶活性的物質，希望找出減緩端粒縮短的方法。但是，透過人工或藥物操縱端粒長度

是一個複雜的過程，有可能會產生意想不到的後果。

例如，端粒酶活化與癌細胞密切相關，因為癌細胞通常具有較強的端粒酶活性，以維持其快速且不受控制的生長。因此增加端粒酶活性或端粒長度，會不會反而增加罹患癌症的風險呢？

這類干預措施對人體的安全性和長期影響還未明朗，因此目前我建議大家最好還是透過改變生活方式來增加端粒的長度，如健康飲食、定期運動、壓力管理、避免抽菸等等，而非依賴特定藥物或治療，畢竟，這些生活方式的改變，也有助維持整體細胞的健康。

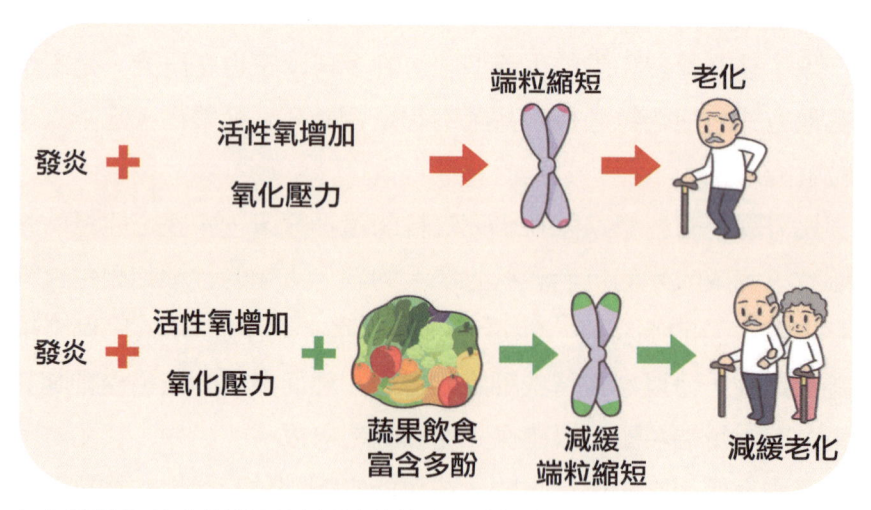

富含蔬果的飲食型態可減緩端粒縮短，並延緩老化

第 5 章

粒線體

人體的細胞構造包含細胞膜、細胞質與細胞核，之前談到的DNA、基因、端粒等，均存在於細胞核。其實，細胞質中也有一個與抗老密切相關的胞器（細胞裡的器官），叫做粒線體。粒線體被稱為細胞發電廠，主要因為它與三磷酸腺苷（ATP）的產生關係密切，ATP是驅動各種細胞內反應和活動的重要能量分子。

人需要能量才能生存，而要產生能量，就需要發電廠，如同台灣目前不管是用核能或是火力發電，甚至是風力發電，如果沒有這些發電廠負責發電，無論是工業生產或家庭生活，甚至整個經濟活動和國家發展都會停擺，所以維持發電廠的順利運作非常重要。

粒線體的主要特徵與功能

粒線體的特殊之處，在於它具有雙層膜，除了包圍整個胞器的外膜，還有稱為嵴（crest）的摺疊內膜，內膜含有產生ATP所需的重要蛋白質，當粒線體的內膜被破壞，粒線體就會喪失功能。

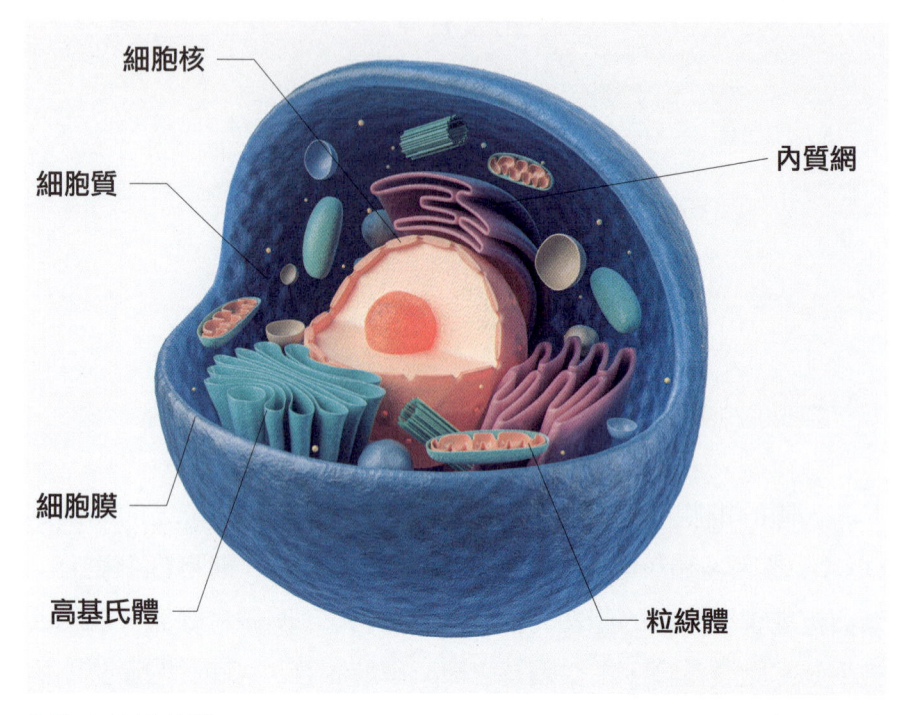

細胞中的粒線體　　　　　　　　　　　　　　　　shutterstock

　　此外，粒線體還擁有自己的環狀DNA與遺傳物質，與細胞核內的DNA是分開的，能在細胞質內獨立複製，從而合成新的粒線體。

　　粒線體也與人體能量來源如脂肪、碳水化合物和胺基酸的代謝有關，1克的碳水化合物與蛋白質代謝後，會產生4大卡的熱量，脂肪則會產生9大卡，酒精是7大卡，這些代謝、分解，到最後製造出ATP，都在粒線體中進行。除了產生能量，粒線體也會參與各種細胞內的活動與反應，包括鈣的儲存和信號傳導。另外，粒線體會透過釋放某些蛋白質，啟動細胞凋亡（程序性細胞死亡）。如果缺

乏這種功能，細胞無法凋亡，將會衍生許多問題。而在維持細胞穩態和整體細胞功能方面，粒線體也發揮了關鍵作用。

不同細胞中所含的粒線體數量並不相同，例如在能量需求高的肌肉細胞中，粒線體可能有上千個之多，負責提供肌肉收縮所需的能量。

粒線體如何產生能量？

粒線體會透過細胞呼吸作用來產生ATP，這個過程涉及一系列生化反應，包含將營養物質，如葡萄糖和脂肪酸進行氧化，再透過檸檬酸循環（也稱為克雷布斯循環）和電子傳遞鏈等釋放出能量，進而產生ATP。步驟如下：

1. 糖解作用：我們吃下的食物，不管是澱粉、水果、甜食等，分解到最後會變成葡萄糖，進入細胞質中，進行糖解作用。糖解過程中，葡萄糖會轉化為丙酮酸，產生少量ATP和NADH（菸鹼醯胺腺嘌呤二核苷酸，一種攜帶高能量電子的分子）。

2. 丙酮酸加工：丙酮酸會被送到粒線體中再次加工，產生乙醯輔酶A，過程中的副產物為NADH和二氧化碳。

3. 檸檬酸循環／克雷布斯循環：接著，乙醯輔酶A會進入檸檬酸循環，這是於粒線體基質中發生的一系列生化反應。乙醯輔酶A會進一步分解，釋放出由NADH和$FADH_2$（黃素腺嘌呤二核苷酸，另一種電子載體）等分子攜帶的電子，副產物則有NADH、$FADH_2$、ATP和CO_2。

4. 電子傳遞鏈：電子傳遞鏈（ETC）位於粒線體內膜。之前的副

產物NADH和FADH$_2$會將電子傳遞至粒線體內膜，當電子穿過ETC中一系列蛋白質複合物時，會釋放能量，將質子（H$^+$）傳送穿過粒線體內膜。

5. ATP合成酶：隨著電子在電子傳遞鏈中傳遞，質子逐漸累積在粒線體內膜上，產生電化學梯度（質子梯度）。之後質子會通過一種稱為ATP合成酶的蛋白質複合物，釋放出的能量可將二磷酸腺苷（ADP）和無機磷酸鹽轉化為ATP，此過程稱為氧化磷酸化。

整個ATP的產生過程非常複雜，即使在醫學院也需要兩、三個星期才能講解清楚，現在大家只要簡單記住，透過粒線體的細胞呼吸作用，可將葡萄糖完全氧化，最終產生能量ATP，提供身體源源不絕的能量。

粒線體會生病嗎？

除了老化，粒線體還會因為基因突變，影響其結構或功能，這樣的遺傳性疾病也稱為粒線體缺陷（mitochondrial defect）。由於粒線體是細胞內負責產生能量的胞器，也在其他細胞功能中發揮重要作用，當粒線體功能出現問題，可能會導致產生能量的能力受損，ATP合成減少，也會影響體內各個器官和系統。

粒線體疾病的症狀和嚴重程度差異很大，很多人在被診斷為粒線體遺傳性疾病前，都花了許久尋找病因。可能症狀包括：

- **肌肉無力和疲勞**：肌肉，特別是需要高能量的肌肉部位，可能會受到影響，導致無力、走路容易跌倒、疲勞，運動時也覺得缺乏耐力，無法持續活動等。

- **神經症狀**：由於神經系統受影響，有人會突然癲癇發作，或是孩童發育越來越慢，出現認知障礙、學習力變差，甚至連拿東西、握筆都沒辦法。
- **心血管問題**：比方說突然覺得很喘，檢查發現是心肌病變，但並非因為病毒感染，這時可能就是粒線體疾病導致，也可能會有心律異常等問題出現。
- **腸胃道問題**：可能會出現消化問題，包括生長不良、肝臟疾病，以及消化吸收問題。
- **視力和聽力問題**：有些小孩先天性視力差，或是一生下來聽力就受損，或耳朵畸形，檢查基因後才發現是粒線體疾病所導致。

我在臨床上也曾碰過幾位粒線體遺傳疾病患者，一般來說，粒線體疾病為罕見疾病，由於症狀不同和遺傳異質性，診斷上極具挑戰性，必須結合臨床評估、生化測試、影像學研究和基因檢測才能確診。

藥物會損害粒線體？

在現今的台灣，就醫、買藥都十分方便，而且很多疾病也必須依賴藥物治療來控制，但在享受便利的同時，我們也要特別留心，因為有研究發現，某些藥物可能會對粒線體功能產生潛在的不利影響，如干擾粒線體，破壞能量產生或誘導氧化壓力，導致粒線體功能障礙。以下是幾種可能損害粒線體的藥物：

1. 化療藥物：很多癌症病人都必須接受化療，化療後可能出現掉髮、骨髓造血不良、貧血等副作用，這些或許都是因為化療藥物

損傷到粒線體。如乳癌常用的小紅莓（阿黴素），或是大腸癌、肺癌、頭頸癌常用的順鉑，均已知可引起粒線體功能障礙，會干擾粒線體DNA、破壞電子傳遞鏈功能，減少ATP的產生，並在細胞中產生氧化壓力。

2. 抗愛滋病藥物：特別是核苷類逆轉錄酶抑制劑（NRTIs），如齊多夫定（AZT）、司他夫定（d4T）和地達諾新（DDI），均與粒線體毒性有關，會干擾粒線體DNA的複製，並導致粒線體功能障礙。

3. 抗生素：某些抗生素，如細菌感染時經常開立的氨基糖苷類（例如慶大黴素gentamicin、卡那黴素），或是利奈唑胺、四環素（例如強力黴素doxycycline），都可能傷害粒線體，影響粒線體蛋白質合成，導致粒線體功能障礙，所以一般不太建議病人長期服用抗生素。

4. 他汀類藥物：關於降低膽固醇的他汀類藥物可能會影響粒線體功能這一點，目前仍有些爭議。這種藥物因會抑制HMG-CoA還原酶（參與膽固醇合成過程的關鍵酵素），能有效降低血液中的膽固醇，但這種酵素也會干擾粒線體合成輔酶Q10（CoQ10）的功能，導致某些人體內CoQ10水平降低。

如果為了降膽固醇，必須吃他汀類藥物，建議可額外補充CoQ10。補充CoQ10並不會影響降膽固醇藥物的效果，所以無需擔心。

5. 非類固醇抗發炎藥物（NSAID）：研究顯示，某些NSAID，如阿斯匹靈和布洛芬，可能影響粒線體功能，但其機制和影響範圍尚不完全清楚。

6. 精神藥物：一些抗精神病藥物和情緒穩定劑，包括某些吩噻嗪

phenothiazine和鋰，與潛在的粒線體毒性有關。

7. 丙戊酸：丙戊酸（valproic acid）這種藥物用於治療癲癇和雙相情感障礙，與粒線體毒性有關，會干擾粒線體能量代謝，並與各種粒線體疾病有關。

常見的三種粒線體疾病

粒線體疾病有多種類型，盛行率和具體表現也不盡相同，以下是最常見的三種粒線體疾病：

1. 利氏症候群（Leigh Syndrome）

有一對父母帶孩子來看診，因為這個孩子到兩、三歲走路時還一直跌倒，神經發展也有問題，也曾癲癇發作。到醫院檢查之後，確認為利氏症候群，而家裡另一位剛出生不久的小妹妹做基因檢查後，也不幸確診為利氏症候群，全家陷入愁雲慘霧之中。

利氏症候群也稱為童年期腦脊髓病變，是由粒線體或核基因突變引起的，特別是那些涉及能量產生的基因。這是一種嚴重的神經系統疾病，通常始於嬰兒期或幼兒期。其特徵是進行性神經功能惡化、發育遲緩、運動障礙、肌肉無力和呼吸系統問題。症狀可能包括吸吮能力差、嘔吐、癲癇發作、吞嚥困難、共濟失調和視神經萎縮症。

2. 粒線體腦肌病變、乳酸中毒和類中風（MELAS）

因為粒線體DNA突變，導致產生能量的能力受損，並影響各

種組織，通常始於兒童期或成年早期，會影響多個器官系統，特別是大腦和肌肉。症狀包括反覆發作的中風樣發作、癲癇發作、肌肉無力、頭痛、嘔吐、聽力喪失和身材矮小。

3. 慢性進行性眼外肌麻痺（CPEO）

我曾經診斷過一個小孩，因為他眼睛看不清楚，到眼科配眼鏡後還是無法對焦，更進一步檢查後，也沒有發現眼睛腫瘤，查了半年，最後才確認是CPEO。

CPEO也是由粒線體DNA突變引起，特徵是眼睛和眼瞼周圍肌肉無力和麻痺（眼肌麻痺），而且會隨著時間緩慢進展，患者可能出現上眼瞼下垂、複視、眼睛移動困難，以及其他骨骼肌無力。

這些粒線體疾病的表現都不一樣，有些醫院有專門的遺傳專科醫師協助診斷。我曾聽一個遺傳專科醫師說過，這種罕見疾病出問題的基因片段皆不同，有時會產生新症狀，製造出新的疾病，所以就算是專科醫師也要持續學習。

目前粒線體疾病的治療，還是以症狀控制為主，因為我們無法改變粒線體的基因，只能採支持性療法，包括：

1. 症狀治療：解決疾病引起的特定症狀或併發症。
2. 營養支持：如補充輔酶Q10、維生素B群，尤其是B6等，都有助於粒線體的功能，其中輔酶Q10是電子傳遞鏈裡產生ATP的關鍵物質。
3. 物理治療：幫助患者維持活動能力和肌肉功能。
4. 藥物：在某些情況下，藥物可能用於控制症狀或併發症。

雖然目前沒有什麼特別的藥物可以根治或矯正粒線體的基因，

只能透過支持性治療,改善受影響個體的生活品質,但我相信未來,基因治療應該可以提供一線生機。

粒線體與老化的關聯

粒線體的高效功能對細胞能量產生、細胞穩態的維持,以及整體組織功能至關重要。與年齡有關的粒線體功能變化和損傷累積,會導致組織功能下降,同時影響老化過程。至於粒線體功能與老化之間的關聯,目前有下面幾種理論:

1. 老化的自由基理論:粒線體生產ATP的過程中,也會產生活性氧(ROS)。活性氧會對細胞成分造成氧化傷害,包括粒線體DNA、蛋白質和脂質。隨著時間的推移,活性氧的累積損傷會導致細胞老化,出現老年性的功能衰退。

2. 粒線體DNA(mtDNA)突變:與核DNA不同,粒線體DNA缺乏一些保護機制,很容易受損,mtDNA突變的累積會損害粒線體功能,並導致與老化有關的細胞能量產生和整體細胞功能下降。

3. 粒線體功能障礙:在老化組織中,能觀察到與年齡相關的粒線體變化,包括結構改變和能量產生效率降低。粒線體功能下降會導致ATP產能減少、細胞代謝受損和氧化壓力增加,從而導致與年齡相關的變化和組織功能下降。

4. 粒線體品質控制:細胞具有維持粒線體健康的機制,例如粒線體生物合成(新粒線體的形成)和粒線體自噬(去除受損粒線體)。隨著年齡增長,這些品質控制機制可能效率變差,導致功能失調的粒線體累積。

想抗老，請先保護粒線體

除了先天性的粒線體疾病，一般人要如何保護粒線體呢？我建議可從避免下列幾個可能導致粒線體老化的關鍵因素切入：

1. 氧化壓力：自由基或活性氧過高，確實會傷害粒線體，包括粒線體DNA、蛋白質和脂質。也有研究發現，當自由基過高，它會滲透到粒線體中，破壞細胞內膜，導致ATP生成出問題。

2. 年齡：粒線體功能會隨著年齡的增長而下降。有研究發現，越年輕的人，粒線體功能越強；當年紀越大，因為粒線體DNA損傷的累積，電子鏈傳遞系統和產生ATP能量的路徑都會受到影響，導致功能下降。

3. 基因突變：前面提到的粒線體DNA基因遺傳突變，會導致粒線體損傷。當然，後天因素如輻射等，也會導致粒線體基因突變，讓我們中年以後老化較快。

4. 不健康的飲食：很多研究發現，加工食品、高糖食物、不健康的脂肪如反式脂肪等，也會對粒線體產生負面影響。維持粒線體健康所需的營養素（例如抗氧化劑和某些維生素）攝取不足，也可能導致功能障礙。

我從第1章就反覆提到，無論是想抗發炎、抗氧化，或是抗衰老，都要注意自己的生活型態、飲食、營養。相關研究也多有共識，就是盡量吃原型食物、攝取好的抗氧化蔬果、少吃甜食。

5. 毒素與環境壓力：接觸環境汙染物、毒素、重金屬、殺蟲劑和某些藥物，都會損害粒線體，並擾亂其功能，這些物質會引起氧化壓力，並損害粒線體產生能量的能力。很多研究證實，重金屬中的

汞與鉛會傷害粒線體。

台灣2024年3月底曾發生一起邦克列酸（米酵菌酸）中毒事件。這是由罕見的唐菖蒲伯克氏菌所產生的毒素，會出現在保存不當的澱粉製品中，如椰子、玉米或木耳等等。這種毒素在攝氏20～30度、中性環境中會迅速增加，只要極少量（約1.5毫克），就足以致命。

邦克列酸之所以致命，就在於它會傷害粒線體，干擾能量的產生。只要身體的能量發電廠粒線體被摧毀，生命馬上就會陷入危險中。以前我在門診跟患者談粒線體，很多人都說聽不太懂，但經過這次中毒事件，大家開始認識粒線體，也知道真的要小心環境中的毒素。

6. 缺乏運動：經常久坐的生活方式，或缺乏定期的身體活動，可能導致粒線體功能障礙。適度運動可以活化粒線體再生，強化其功能。

7. 慢性疾病：糖尿病、神經退化性疾病、代謝性疾病或脂肪肝、慢性腎臟病、心血管疾病等，都會損害粒線體的功能，但也有可能是因為粒線體受到損傷，才導致這些疾病。兩者間真正的因果關係，仍需進一步研究。

8. 粒線體再生能力下降：粒線體會再生，如果新生能力下降，也會導致粒線體數量減少或功能退化。

9. 壓力和發炎：壓力荷爾蒙（皮質醇）長期過高，以及過多的發炎物質，會破壞粒線體的內膜，影響ATP的生成。

當粒線體功能出現障礙，會對細胞健康、能量產生和整體生理功能產生廣泛的影響。了解影響粒線體的因素，對於保護或恢復粒

線體功能,以及減輕老化和各種疾病影響非常重要。

⏱ 可促進粒線體功能的營養素

雖然有這麼多負面因子都可能傷害粒線體,但我們還是可以靠著營養素或補充品來修補、促進粒線體的功能。

1. 輔酶Q10:為參與粒線體電子傳遞鏈中非常重要的化合物,如果沒有它,ATP的產生就會出現問題。同時它也是一種抗氧化劑,有助於保護粒線體免受氧化損傷。

2. 肌酸(creatine):一種含氮的有機酸,能輔助肌肉和神經提供能量,參與ATP的產生和能量代謝。有研究認為,補充肌酸可能對粒線體功能產生積極影響,像是運動員補充肌酸,可以減少運動後的痠痛,增加運動耐力。

3. 左旋肉鹼(L-carnitine):在粒線體脂肪酸轉換和氧化中發揮作用。有研究認為,補充左旋肉鹼可支持粒線體功能,特別是在與粒線體疾病有關的情況下。有些肥胖患者想要控制體重,我們會建議他補充左旋肉鹼,減少脂肪的堆積,並促進脂肪酸運送到粒線體裡,以利產生能量,但要因此說左旋肉鹼可用於減重,又有點過度誇大了。

4. α-硫辛酸(alpha-lipoic acid, ALA):一種很強的抗氧化劑,有助於保護粒線體免受氧化損傷,並支持其功能。發生部分腦部病變、因COVID-19產生腦霧,或是因心血管疾病出現喘的症狀時,補充α-硫辛酸確實可以恢復粒線體功能。我在臨床上遇到重金屬中毒的患者需要使用藥物排毒時,也會用α-硫辛酸注射劑輔助治

療,且效果不錯。

5. 吡咯喹啉醌（PQQ）：一種微量營養素,在細胞能量代謝中充當輔助因子,有人認為它有助於促進粒線體的功能。

6. 菸鹼醯胺腺嘌呤二核苷酸（NAD$^+$）：NAD$^+$是一種參與細胞能量產生和粒線體功能的重要輔酶。已有研究發現一些前驅物,如菸鹼醯胺核苷或菸鹼醯胺單核苷酸（NMN）,具有提高細胞NAD$^+$水平和支持粒線體功能的潛力。

那我們可以直接補充NAD$^+$嗎?透過吃NAD$^+$錠或是噴鼻劑來補充,吸收率因人而異。臨床上有人用注射的方式來補充,但若注射劑量太高,可能會心悸,造成心臟負擔,要特別小心。

7. 抗氧化劑：水果、蔬菜中所含的各種抗氧化劑,包括維生素C和E、多酚和類黃酮,可能有助於保護粒線體免受氧化壓力。

8. 運動：規律的身體活動,特別是有氧運動,已證明可以促進粒線體的功能。

第 6 章

毒素

從抗衰老的角度來看,當體內毒素過多,也會加速老化。

在第3章,我談到表觀遺傳學,也就是雖然基因是天生的,但有些後天因素會影響基因的表現,毒素就是其中之一。許多研究已經證明,當毒素太多,會增加自由基,讓體內持續慢性發炎,進而導致內分泌紊亂,甚至讓DNA的甲基化發生改變,導致DNA的複製或分裂出現錯亂,增加罹患某些疾病的風險。所以毒素並不如想像中,只是傷害某些器官而已,它甚至還會改變我們的基因,讓基因老化程式加快,影響全身。

我們生活的環境中存在著很多毒素,包括除草劑、空汙、雙酚A,還有塑化劑鄰苯二甲酸二辛酯等,以及持續性的有機汙染物質(POP,例如不沾鍋具含的多氟烷基物質PFAS)或汽車廢氣,甚至是環境中黴菌的毒素等,都會改變DNA的甲基化,所以毒素對於老化的影響非常巨大。

以下,我就針對外部環境中影響最大的五種毒素進行說明,讓大家進一步了解毒素與老化的關係。

毒素一：抽菸

對很多癮君子來講，戒菸真的是一件困難的事。曾有一位公司董座來找我諮詢抗老，過程中他突然打斷我們的談話，要我稍等，因為他需要去外面抽根菸，而且他還跟我說，除了戒菸，要他做任何事都可以。聽到這裡，一旁的董事長夫人忍不住笑了出來，跟我說：「劉醫師，你現在應該知道問題出在哪裡了吧？」

香菸中有哪些毒素

相信許多癮君子都有過這種天人交戰的心情，但香菸確實也是日常環境中最明顯的毒素之一，因為香菸經過燃燒，會產生許多有害無質，當這些有害物質進入人體後，會造成許多影響，進而促使體內各種組織與器官加速或過早老化。香菸中的毒素包括：

1.尼古丁：菸草中會讓人高度上癮的成分，不會直接導致老化，但會增加血管收縮，讓流向皮膚和其他器官的血流量減少，影響皮膚健康，加速老化過程。

2.焦油：這是菸草燃燒時形成的數種有毒和致癌化合物的混合物，其中，多環芳香烴（PAH）會損害DNA、促進突變，並導致細胞損傷老化。

3.一氧化碳：存在於香菸煙霧中的有毒氣體，會與紅血球中的血紅蛋白結合，降低紅血球將氧氣輸送到全身的能力。身體細胞需要氧氣，當氧氣供應減少，會導致組織損傷，讓器官和組織過早老化。

4.甲醛：一種已知的致癌物和刺激物，香菸煙霧中含量很多，會對DNA和蛋白質造成損害，加速衰老，並增加老年性疾病風險。

5.丙烯醛（acrolein）：存在於香菸煙霧中，是一種高反應性的有毒化合物，可以誘發氧化壓力，損害細胞成分，並導致發炎和加速老化。

6.自由基和活性氧：存在於香菸煙霧中，含量非常高，會導致氧化壓力增加，並損害細胞、粒線體、蛋白質、脂質和DNA。這種氧化損傷會促進細胞功能障礙，加速老化。

7.重金屬：香菸煙霧中含有多種重金屬，這些重金屬進入肺部後，會隨著血液跑到其他器官，如腎臟和大腦。有些癮君子抽血檢查常發現，血液中鎘、鉛、砷含量偏高，這些重金屬會在體內積累，導致氧化壓力、DNA損傷，加速組織和器官的老化。

為何抽菸會導致老化

當這些香菸毒素進入體內，會造成全面性的影響，包括；

1.DNA受損：菸草煙霧中的化學物質會直接損傷DNA，導致細胞遺傳物質的突變和改變。這種損害會影響呼吸系統及其他器官的細胞，加速老化。

2.發炎：長期接觸香菸煙霧中的發炎物質，會造成全身慢性炎症，導致組織損傷並加速老化。

3.端粒縮短：我在第4章提過，端粒是染色體末端的保護帽，會隨著年齡的增長而自然縮短，而抽菸與端粒加速縮短有關。

4.膠原蛋白分解：膠原蛋白是一種對皮膚彈性和強度至關重要的蛋白質，抽菸會干擾膠原蛋白的產生，加速其分解，導致皮膚過早衰老，產生皺紋、下垂，讓外觀更顯老。

5.血管損傷與器官衰老：前面提過，尼古丁會導致血管收縮，傷

害血管並妨礙血流，讓組織的氧氣和營養供應減少，這種血管損傷會加速動脈硬化，也會影響多種器官，包括肺部、心臟、大腦、皮膚和生殖器官，導致它們過早老化，產生功能障礙。

總體而言，吸菸是造成老化的重要因素之一，會明顯加速老年性疾病的發生，也會造成整體健康情況的惡化。想抗衰老，請務必戒菸，事實上，在任何年齡戒菸都可以帶來顯著的健康益處。另外，我也想提醒大家，二手菸一樣會加速細胞的老化，所以如果伴侶抽菸，也請注意二手菸的毒害問題。

毒素二：過多的精製糖

大家看到這裡可能會覺得有點不可思議：糖也是一種毒素嗎？適量的糖當然沒問題，一旦吃得太多，糖就會成為一種毒。攝取過多精製糖，容易導致各種健康問題，也會加速老化，因此減糖也是抗老化的重要關鍵之一。

精製糖對老化的影響

精製糖對老化的直接影響很複雜，我們可以從以下幾個面向來說明：

1.糖化：許多研究發現，吃太多精製糖，不管是糕餅還是含糖飲料，都會讓血液產生糖化終產物。這種糖分子會附著、累積在蛋白質上，影響蛋白質的結構和功能，破壞皮膚、血管和器官等組織，加速人體老化。

2.發炎：大量攝取精製糖會導致體內發炎加劇，一如我之前說的，

慢性發炎可能導致各種老年性疾病，也可能加速老化。

3.自由基增加： 一些研究證實，吃太多含糖食物或飲料，體內自由基也會增加。第2章曾談到一個檢測自由基的指標丙二醛（MDA），當丙二醛增加，會造成體內脂肪氧化特別快，容易出現動脈硬化。

4.皮膚老化： 當我跟患者說，吃糖容易老化時，很多人都聽不進去，但當我換個說法：吃糖會讓皮膚老化加速，而且吃一口糖，膠原蛋白會斷三根。多數女性都感到十分驚訝，而且馬上就記住我說的話。

吃太多富含精製糖的飲料或甜食，確實會讓皮膚老化加速，因為這可能會導致AGEs的形成，影響皮膚的膠原蛋白和彈性蛋白，形成皺紋、下垂，讓皮膚過早衰老。我知道很多女性會透過醫美，注射皮膚填充物或玻尿酸，努力維持外貌，但如果忽略了吃糖這個問題，最終也可能徒勞無功。

5.體重增加和代謝問題： 攝取過量糖分，尤其是含糖飲料和加工食品，所造成的體重增加和代謝問題，可能會導致如胰島素阻抗、第二型糖尿病和心血管問題。其中的第二型糖尿病，我認為就是一種血管疾病，因為當糖尿病控制不好，血管問題會導致末端血液循環出現狀況，例如，腳皮膚病變、腳趾壞死。此外，糖尿病視網膜病變也是因為血糖控制不好，眼底的血管產生硬化而導致。

以上種種都是高糖可能導致的問題，影響範圍極廣，所以談抗衰老時，精製糖的問題必須獨立說明。

為什麼AGEs會加速衰老

為了讓大家更理解，攝取太多精製糖會對健康造成重大影響，在此，我想再花一些篇幅，仔細說明為什麼AGEs會加速人體的老化。

一如之前提到的，當AGEs和蛋白質結合在一起（即糖化），會讓蛋白質失去正常功能，導致組織損傷和老化相關的變化。例如，膝關節軟骨糖化、老化了，產生關節囊液的過程就會變得不太順利；如果血管產生糖化，無法舒張，血壓就會升高。

AGEs也會透過誘導活性氧的產生，與損害抗氧化防禦機制，讓氧化壓力增加。前面已多次提到，氧化壓力會損害細胞、DNA和蛋白質，加速老化過程。

此外，AGEs也會引發體內發炎反應，研究發現，AGEs越高，體內的發炎指標越高。慢性發炎與很多疾病有關，包括心血管疾病、神經退化性疾病和代謝症候群。有些人有嚴重脂肪肝，如果又吃太多精製糖，讓AGEs變高，脂肪細胞就越容易產生變化，最終可能形成肝硬化或肝癌。

我的一位朋友本身沒有B肝、C肝，也不喝酒，但身材肥胖，不愛運動，很愛吃甜食。有天他因為肚子痛到醫院檢查，赫然發現肝臟有一顆大約6公分的腫瘤。他很納悶自己為什麼會得肝癌，我向他解釋：可能是因為你長期甜食吃太多，又不運動，所以AGEs誘發肝臟發炎反應，導致肝癌。

AGEs也跟腎功能病變有關。台灣洗腎人口居全球第一，其中一半的腎功能病變，都與糖尿病有關，所以控制好血糖、避免過多精製糖非常重要。此外，AGEs也會干擾細胞訊號傳導路徑並破壞

細胞功能,這種干擾會損害細胞穩態,並加速老化。

Age這個英文字有老化之意,AGEs(advanced glycation end products)這個縮寫則代表會讓你直接老化的東西,所以攝取過多的糖,真的會讓你變老。現在我們常常看到年輕朋友人手一杯手搖飲,但是在媒體的宣導下,大家慢慢有了減糖的概念,至少喝飲料時會改成微糖,讓人感到欣慰。不過即使是微糖,因為飲料中的粉圓本身也是高糖食物,依然會導致肥胖。如果可以,最好還是選擇無糖、無添加粉圓的茶飲最安全。

糖尿病與老化

前面也提到,糖吃太多會導致高血糖,進而罹患糖尿病,對整體健康影響非常巨大。我們可以從血糖(空腹血糖正常值應該小於100mg/dl)或糖化血色素(正常值約為5.7以下)來判定是否罹患糖尿病,如果已經有胰島素阻抗(即身體雖然產生胰島素,卻無法達到利用血糖的目的),更要特別注意。

糖尿病會加快老化,如果你周遭有糖尿病的朋友,或許可以觀察他們的外表,是否皮膚有比較明顯的皺紋,斑點可能也比較多,有時甚至白髮提早出現,耐力也會比較差。

糖尿病對老化的影響,主要包含以下幾個面向:

1. 氧化壓力增加:也就是自由基增加。葡萄糖水平升高會降低抗氧化防禦能力,導致氧化壓力增加,這種不平衡會導致細胞損傷,加速老化。

2. 發炎:血糖控制不好的人,發炎指標通常也較高。慢性高血糖會引發體內的發炎反應,而這與老化,以及心血管疾病和神經退化性

等疾病的風險增加有關。

3. 端粒容易縮短：血糖控制不好的人，染色體末端的端粒保護帽很容易受到破壞。研究發現，糖尿病患者若控制不佳，端粒的縮短會非常快，壽命也會減少。

4. 血管損傷：糖尿病會導致血管損傷，並影響血液循環，進而演變成心血管疾病、傷口癒合不良等。

5. 併發症：長期血糖控制不佳，可能導致不同器官的各種併發症，包括糖尿病視網膜病變（眼睛損傷）、腎臟病（腎臟損傷）、神經病變（神經損傷）和心血管併發症，這些併發症可能會加速受影響器官和組織的衰老。

6. 免疫系統減弱：糖尿病會削弱免疫系統，使人更容易受到感染，一旦感染風險增加，整體健康就會受影響。也有些研究發現，糖尿病控制得不好，可能提高女性罹患乳癌，以及兩性罹患大腸癌、肝癌等疾病的機率。

當身體免疫力下滑、有重大傳染病發生時，如之前的COVID-19大流行，我們一般都會建議慢性病患者一定要打疫苗，否則一旦遭受細菌或病毒感染，身體來不及產生抗體，就可能出現嚴重致命的併發症，如肺炎。

7. 認知功能下降：有些血糖控制不佳的患者，常常會說自己記憶比較差，容易忘東忘西，的確，有些血糖控制不佳的患者會出現血管型失智症。最常見的失智症大致分為兩類，一類為阿茲海默症，大概占60～70%，另外30%則為血管型失智症，由於血管阻塞導致大腦細胞缺氧，而糖尿病正是重要成因之一。另外，低密度膽固醇過高或高血壓等，也可能是因素之一。

糖尿病確實會造成全身性的影響，如果可以，還是從減少精製糖的過量攝取開始，不要讓自己有罹患糖尿病的機會。如果已經罹患糖尿病，就必須透過適當的醫療照護、生活方式的改變（例如健康飲食、定期運動和體重管理），並且遵守醫囑來控制糖尿病，以降低併發症的風險，減緩因糖尿病控制不佳而導致的加速衰老。

針對糖分攝取量對老化的直接影響，相關研究仍在進行中，但我要特別強調，並不是連一點糖都不能吃，比方說很多台式菜餚的烹煮過程中都會添加一點糖，我家人做菜也會如此。適量的糖分攝取並沒有問題，造成危害的是過量的精製糖。

此外，我也想再次提醒大家，除了限制精製糖的攝取量，也要均衡攝取水果、蔬菜、優質蛋白質和健康脂肪等，才能促進整體健康，減緩衰老。

毒素三：重金屬和內分泌干擾物

大家對重金屬應該都不陌生，對內分泌干擾物可能還不太熟悉，但只要提到塑化劑，應該就知道了。這兩者都屬於外來的毒素，也確實跟老化有很大的關係。

重金屬對身體功能的影響

鉛、汞、鎘、砷等重金屬的來源包括環境汙染、受汙染的食物或水、職業或某些消費品的接觸。經年累月下來，這些金屬會在體內積累，並對細胞功能和器官系統產生負面影響。我幫病人檢測體內重金屬時發現，大約每檢測10個人，會有1～2人汞偏高，每

20個人會有1～2人砷或鉛較高。

重金屬會導致體內氧化壓力與自由基增加，也會引起DNA損傷和突變，導致細胞功能障礙。而鉛和汞具有神經毒性作用，會影響大腦功能，例如有些病人的手會一直抖動，但檢查後並非帕金森氏症，最後檢測重金屬，才發現體內汞含量很高，所以重金屬會導致運動神經的障礙，不能輕忽。

重金屬中毒也可能影響認知能力。我有位病人長期在大陸經商，習慣買別人介紹的各種奇怪中藥來吃，以為這樣可以調理身體。有一次他吃完某種藥物後，鼻子就聞不到味道，後來又出現走路不穩這種運動功能失調的症狀。我們檢驗後發現，原來他吃的中藥汞含量很高，導致急性汞中毒。如果要吃中藥，請務必找合格的中醫師，使用合格的中藥，降低汞中毒的風險。

另外，暴露於重金屬也會促進發炎，導致血管內皮受傷，加速血管老化，增加罹患心血管疾病的風險。

內分泌干擾物對身體的傷害

所謂的內分泌干擾物或塑化劑進到體內後，主要會影響內分泌系統，它會模仿、阻斷或干擾荷爾蒙的作用，擾亂正常的內分泌功能，影響荷爾蒙產生、訊號傳導和調節，包括甲狀腺、卵巢、乳房、腎上腺、睪丸都會受到影響。

2011年，台灣曾發生一起大型塑化劑食安事件，引起很大的關注，也讓大家開始警覺塑化劑的毒害問題。這起事件的起因為食品添加劑起雲劑被加入塑化劑DEHP（一種鄰苯二甲酸酯類塑化劑），起雲劑的主要作用是增加食品的濃稠感，但有廠商為降低成

本，在其中添加塑化劑。以益生菌為例，當時檢測出有問題的益生菌，其塑化劑含量超過1,000ppm，但食藥署規定1ppm以下才算合格。

事實上，塑化劑這類化學物質存在於許多產品中，包括農藥、塑膠、阻燃劑和某些個人護理產品，尤其是個人清潔護理產品，如沐浴乳或洗髮乳，都會添加定香劑，帶有香味的防曬乳或化妝品也可能含有塑化劑。

內分泌干擾物質會導致身體發炎，造成老化，與代謝紊亂、免疫系統失調，以及肥胖、糖尿病，和其他老年性疾病的風險增加也有關。

因為大部分的塑化劑都是脂溶性，很容易堆在脂肪組織中。日本有些學者曾幫肥胖病人做體內塑化劑檢測，結果發現，肥胖者體內的塑化劑的確較容易累積。所以我常跟肥胖患者說，在快速減重過程中，體內脂肪組織的塑化劑會快速溶出，所以一定要大量喝水，促使它經由腎臟排出。

還有一種比較新興的環境毒素是多氟烷基物質（PFAS），PFAS家族包含多種化合物，較知名的有全氟辛酸（PFOA）、全氟辛烷磺酸（PFOS）、全氟壬酸（PFNA），以及使用於不沾鍋塗層的聚四氟乙烯（PTFE，Teflon為其商標名）。這是近來美國極為重視的一種毒素，因為這種毒素進入人體後，很不容易排出。

前面提到的塑化劑，不管是雙酚A或DEHP，在身體的半衰期大約為10～20小時，代表一天左右就可以代謝，排出體外，但PFAS在身體內的半衰期會維持好幾年，如PFOA的半衰期大約是1.2～14年，非常驚人。

我為病人檢測時發現，大約平均檢測20個人，就有1人數值偏高，其中有位男性患者，在國外經商多年，他同時罹患了肝癌與

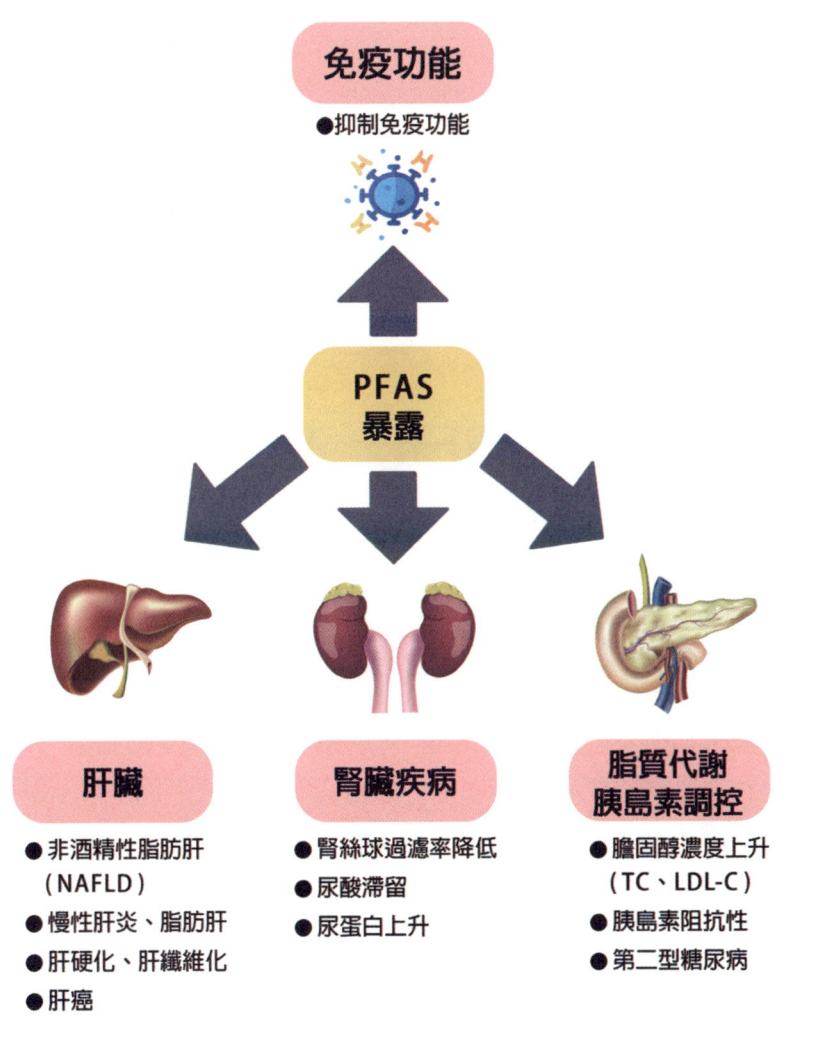

免疫功能
● 抑制免疫功能

PFAS 暴露

肝臟
● 非酒精性脂肪肝（NAFLD）
● 慢性肝炎、脂肪肝
● 肝硬化、肝纖維化
● 肝癌

腎臟疾病
● 腎絲球過濾率降低
● 尿酸滯留
● 尿蛋白上升

脂質代謝胰島素調控
● 膽固醇濃度上升（TC、LDL-C）
● 胰島素阻抗性
● 第二型糖尿病

多氟烷基物質（PFAS）對健康的毒害　　　　shutterstock

第 6 章　毒素　　085

腎臟癌，我幫他檢測後發現，他體內的PFAS相關代謝物含量非常高，連他自己也嚇了一跳。

這種物質存在於鍋具的塗層，如不沾鍋，還有食品的包材、雨衣、化妝品等。很多研究顯示，它可能會造成癌症、腎臟或肝臟疾病。如果家中有使用不沾鍋，最好詢問廠商塗層使用的物質有沒有經過檢測，避免使用不當，讓有毒物質進入體內。

如果你擔心自己體內是否有累積這些環境毒素，建議可以諮詢毒物專科醫師，或至功能醫學診所做相關毒素檢測。整體而言，接觸重金屬、內分泌干擾物和PFAS，都可能對體內各種生理系統產生不利影響，導致老化加速，或出現某些疾病。

毒素四：空氣汙染

空氣汙染包括臭氧、二氧化氮、二氧化硫，還有所謂的微顆粒，主要是PM2.5（泛指直徑2.5微米或更小的顆粒）。PM2.5會深入肺部，進入血液中，讓自由基快速增加，也可能造成身體發炎，這些都會加速老化。十幾年前，還沒有人把空汙列為毒素，但自從發現PM2.5的危害後，大眾也開始重視空汙問題。

長期暴露於空氣汙染中，可能會造成心血管疾病（如心臟病、心房顫動、中風和高血壓）和呼吸系統疾病（包括氣喘、慢性阻塞性肺病，簡稱COPD），也可能導致肺癌等癌症，甚至是皮膚老化，如出現皺紋、細紋或皮膚變色等。也有一些研究表明，暴露於空氣汙染可能導致老年人的神經退化性疾病，以及認知能力下降，這些都會加速大腦老化。

所以，如果出門時預報顯示PM2.5很嚴重，甚至到紫爆的程度，一定要戴口罩，並且盡量穿長袖衣服，避免PM2.5降落在皮膚上。當然，如果已經顯示空汙，就要避免進行戶外運動，以免讓自己的身體成為人體空氣清淨機。

曾有一位52歲的大學教授，因被診斷為四期肺癌而來找我看診。診斷過程中他告訴我，他認為跑步可以強身，所以非常自律的每天都要晨跑。我推究後認為，那幾年中部空汙非常嚴重，可能他就是因此而吸進了過多的PM2.5，導致罹患肺癌。

建議大家務必小心PM2.5這個毒素，減少高汙染時的戶外暴露、在室內使用空氣清淨機等，都可以減少空氣汙染對老化及健康的影響。

毒素五：壓力

最後一種毒素，就是心毒，所謂心毒，並非毒害心臟，而是毒害內心，這種毒素也就是壓力。現代社會中，壓力無所不在，不管是透過社群媒體或上網搜尋，我們都會發現，壓力是現代人十分關心的重要議題。

當壓力過大、無法化解時，人就會生病，慢性或長期壓力會加速老化，影響體內的各種生理反應，導致與年齡相關的健康問題。

長期壓力過高，血液中的腎上腺皮質醇濃度也會過高。腎上腺是位於腎臟上的一個腺體，當我們遇到壓力、面對緊急狀況需要立即反應時，腎上腺會分泌大量腎上腺素，其中有種皮質醇（又稱為葡萄糖皮質醇，結構類似類固醇），能協助我們對抗外來壓力，也

就是所謂的「戰或逃」。可是，當外在壓力持續存在，不是一、兩天就消除，而是持續好幾個星期，甚至好幾個月，這對身體反而不是好事。

我有一位女性患者，因為先生外遇，又賭博欠債，讓她終日以淚洗面。她本來很健康，半年後突然開始咳嗽，照肺部X光後，竟發現罹患肺癌。我們可以合理推測，極可能是因為先生的事情爆發後，她長期處於壓力之下，以致生活混亂，皮質醇增加，免疫被壓抑，最終罹患癌症。

為什麼長期高皮質醇會導致衰老

研究已經證實，長期的壓力會破壞體內荷爾蒙平衡，影響內分泌系統。皮質醇和腎上腺素等激素的失調，也會擾亂各種生理過程，導致與老化相關的變化。另外，壓力會導致發炎，也會讓端粒快速縮短。我們千方百計想要延長端粒，結果卻因為壓力而縮短。

壓力也會抑制免疫系統，讓你容易生病。白血球裡有T細胞、B細胞跟自然殺手細胞，免疫力不光可對抗細菌或病毒，還能消滅體內出現的癌細胞，所以當免疫力下滑，就可能容易罹患癌症（關於免疫力會在第7章詳細說明）。

慢性壓力和皮質醇升高，也會影響大腦健康，損害認知能力，減少神經再生（新腦細胞的形成），並導致神經退化性變化，加速大腦老化。

皮質醇長期偏高也會影響新陳代謝，導致胰島素阻抗增加、腹部脂肪沉積和代謝紊亂。這些變化與糖尿病、肥胖和心血管疾病等老化相關疾病密切相關，此外，皮質醇過高也會干擾細胞修復和再

生過程，阻礙身體更換受損細胞和組織的能力。

面對壓力時，我常常提到四個字：「事緩則圓」，也就是當處在壓力或情緒中，不要當下馬上決斷，而是先緩一緩，靜下心來再處理，有時結果反而會更圓滿。當感到暴怒或壓力很大時，我們的大腦認知功能並非在最好狀態，當下做出的決策經常是錯的，必須特別小心。

壓力也會導致睡眠不佳、不健康的飲食習慣、體力活動減少，以及菸草和酒精等物質的使用增加，這些都會加速老化，進一步影響整體健康。至於要如何排除心毒，紓壓非常重要，後面章節會再進一步說明。

第 2 部

老化
會造成什麼影響？

了解造成老化的原因後，
接下來，本單元將針對器官、荷爾蒙、
肌肉骨骼、大腦和外表五個面向，
說明老化可能帶來的全身性影響。

第 7 章

器官的老化

老化有多個面向可以評估,雖然多數人重視的是外顯老化,例如白頭髮、落髮、皺紋、老人斑等,但是從整體評估來說,免疫力、心血管、胰島素阻抗和腸道四個面向,是我評估老化的起手式,因為這幾個面向顧得好,才有本錢談抗衰老。以下就分別為大家說明箇中原因。

免疫力的老化

大家都知道免疫力非常重要,當我們經常感冒或感染肺炎時,醫生都會說是免疫力不好的關係,到底什麼是免疫力?

白血球的種類及功能

想了解免疫力,必須先認識白血球。白血球是人體免疫系統的重要組成,主要功能是保護身體免受病原體和外來物的侵害。根據細胞質是否存在顆粒,白血球大致可分為兩類:

1. 顆粒細胞

顆粒細胞的細胞質含有顆粒，其中含有各種有助於免疫反應的酵素和物質。主要有以下三種類型：

1-1 嗜中性球：這是數量最多的一種白血球，負責打仗，會吞噬並破壞細菌和真菌，是人體被感染後的第一個反應者，譬如當肺炎鏈球菌入侵，嗜中性球會首先開始攻擊，因此非常重要。

1-2 嗜酸性顆粒球：主要在對抗寄生蟲感染時發揮作用，也與過敏反應和氣喘有關。當人體被寄生蟲感染，嗜酸性顆粒球會釋放出能殺害寄生蟲的酶類物質或前列腺素E，幫助撲滅寄生蟲。另外，嗜酸性顆粒細胞也會調節過敏反應，當檢查發現嗜酸性顆粒球白血球太高時，醫師可能會判定你的過敏體質較嚴重。

1-3 嗜鹼性球：嗜鹼性球會釋放組織胺，也能於發炎和針對寄生蟲的免疫反應中發揮作用。但是當嗜鹼性球釋放出太多組織胺，人體就會出現過敏反應，這時，醫師會開立抗組織胺藥物，以減少過敏反應，同時減少嗜鹼性球過度活化帶來的風險。

2. 無顆粒白血球

至於細胞質中缺乏可見顆粒者，則稱為無顆粒白血球，主要有以下兩種：

2-1 淋巴球：主要負責適應性免疫（後天性免疫），可進一步分為以下三種：

- T細胞：能協調免疫反應，直接攻擊受感染的細胞或病原體。
- B細胞：能產生針對特定病原體或外來物的抗體（免疫球蛋白），如打疫苗後會產生抗體，就是由B細胞負責。
- 自然殺手（NK）細胞：具有細胞毒性，無需事先致敏（即誘發

過敏反應）即可破壞受感染或異常細胞，如癌細胞。現在很多關於抗老化或抗癌的細胞治療，就是將白血球抽取出來，增加NK細胞，再回輸人體。

2-2 單核球：會在血流中循環，然後遷移至組織，並在組織中分化為巨噬細胞或樹突細胞。巨噬細胞會吞噬並消化病原體、細胞碎片和異物；樹突狀細胞會與T細胞和B細胞相互作用，於啟動免疫反應方面發揮很大的作用。

總之，每種類型的白血球都有其專門功能，可以保護身體免受不同類型的威脅，有助於提升整體免疫反應和維持免疫系統。

評估免疫系統活性的常用方法

一般來說，醫師會透過評估症狀、是否反覆感染、是否有自體免疫疾病或惡性腫瘤等，得知有關免疫系統功能的臨床資訊。除此之外，以下還有幾種方法，可幫助評估免疫系統的活性：

1. 血液檢查：可評估免疫功能的不同面向，包括：
- 全血球計數（CBC）：可看出如白血球、血紅素、血小板數量，而不同白血球的數量也可以計算出來，包括淋巴球、嗜中性球、單核球等，以評估整體免疫細胞水平。
- 細胞激素：當白血球開始攻擊外來物質或是腫瘤細胞時，會分泌出細胞激素。
- 免疫球蛋白（抗體），如IgG、IgM、IgE、IgA和IgD等。前面提過，B細胞會產生抗體，不同的免疫球蛋白具有不同的保護身體機制，發揮免疫攻擊的力量。

其中，有幾項數值需要較精密的實驗室儀器，例如：檢測造

血幹細胞表現的CD34，或是檢測B細胞表現的CD10、CD19、CD20等，以及檢測T細胞表現的CD2、CD5、CD7等。流式細胞儀能透過表面標記特定抗原，分析免疫系統中的特定細胞群，並識別和量化其活化狀態。簡單說，白血球就像一支軍隊，包含陸軍、空軍、海軍，還有特種部隊，但透過流式細胞儀則可以進一步細分，找出例如偵搜隊、特偵隊、蛙人隊的數量有多少。

2. 細胞功能測試：可評估免疫細胞對刺激做出適當反應的能力，包括：

- 淋巴球增殖測定：測量淋巴球暴露於特定抗原的增殖能力。
- 自然殺手（NK）細胞活性：評估NK細胞針對目標細胞的細胞毒殺活性。NK細胞的數量也許有1萬個，但其活性究竟如何很重要，透過檢測可以得知活性是100%，還是只有50%。
- 吞噬作用測定：測量吞噬細胞吞噬和消化異物或病原體的能力。
- 皮膚測試：透過在皮膚下引入少量抗原並觀察免疫反應，來評估細胞反應能力，如結核病的結核菌素皮膚測試。
- 基因檢測：在某些情況下，基因檢測可以識別免疫系統疾病相關的遺傳異常。

另外，有人可能會好奇，影像檢查能否檢測免疫能力。超音波、磁振造影（MRI）、電腦斷層掃描（CT）等影像技術一般可用於評估淋巴結，或其他免疫相關器官的大小和健康狀況，但無法評估個人的免疫功能。我有一個病人脖子腫大，為他安排影像檢查後，發現約3公分的淋巴結腫大，經進一步化驗後確認是淋巴癌，所以影像檢查只能判斷是否為腫瘤，無法判斷免疫功能好壞。

免疫力自我評估法

免疫力既然這麼重要,可能有人會想知道,有沒有不用抽血或細胞檢測,就能自我評估的方法?下面提供幾項參考指標,如有一項指標經常發生,就必須注意是否有免疫力低下的可能;如果有兩項指標符合,建議請醫師仔細評估是否有潛在的重大問題。

1. 消化系統功能障礙

人體免疫系統有70%在胃腸道,想抗老化,首先要讓腸胃道可以正常發揮功能。如果經常腹脹、消化不良、腹瀉、胃酸逆流,甚至常常需要吃胃藥或排便不順等,代表腸道已經老化,也意味腸道菌相可能已經失衡。

現在大家都知道腸子裡有好菌、壞菌,也常吃益生菌,以為有助腸道生態,但如果你吃了不對的益生菌,或是數量不夠,沒辦法打敗壞菌,就會產生免疫系統錯亂。曾有研究發現,如果腸道菌相失衡,腸黏膜的細胞發生變化,腸漏機會增加,可能會導致腸癌的發生。

2. 經常感冒

根據統計,小孩子1年大概會感冒6〜12次,成人大約是1〜3次。如果感冒次數太多,或者每次都拖很久才好,譬如別人感冒可能3〜5天就好了,你則要2週以上,代表你的免疫力比較弱。

3. 容易感染或皮膚長皰疹

很多人小時候都長過水痘,以為痊癒後就沒事了,其實病毒還是會殘留潛伏在神經裡,當日後免疫力低弱時,就會跑出來製造事端,也就是所謂的帶狀皰疹。我最近有一個患者整條手臂長皰疹,那種疼痛非常可怕,患者說,他痛到想把手砍斷。所以現在我們都

會建議有特殊狀況,或年齡超過50歲以上的人,最好可以施打帶狀皰疹疫苗。

有時我們的嘴巴也會長單純的皰疹,或是黴菌感染如香港腳,一直好不了,甚至是疣狀病毒感染、HIV愛滋病感染等,此時也要注意免疫力低下的可能。

4. 傷口不易癒合

當身體有傷口,免疫細胞就會啟動防禦攻勢,出現紅腫熱痛來幫助清除感染,這是必經的過程。不過,如果你的傷口一直無法癒合,譬如說腳部傷口,別人3～4天就結痂,你則是3、4週都好不了,那就要考慮是否免疫力不足、營養素缺乏、血管循環欠佳、血糖控制不好,甚至是皮膚癌的可能。

我有一位年老病人,腳部傷口遲遲無法癒合,後來檢驗空腹血糖後發現高達270mg/dL(超過126便是糖尿病),老先生才知道自己有糖尿病,導致傷口遲遲無法癒合,這也是免疫力不好的徵兆。

5. 容易疲勞

如果你經常感覺疲勞,代表身體修復不足,這也會削弱免疫力。慢性疲勞原因非常多,包括長期睡眠不足、長期熬夜、過度運動、營養缺乏、貧血等,有些經血量較大的女性,月經結束後1～2週,因為缺鐵,貧血嚴重,也會很容易累,甚至會喘。

另外,心臟衰竭、癌症、慢性肝病、甲狀腺功能失調、腎上腺功能低下、憂鬱症、睡眠呼吸中止症、藥物副作用、EB病毒感染等,也都與慢性疲勞有關。研究指出,有些患者的慢性疲勞長達3個月,結果發現是慢性EB病毒感染所造成,這種病毒與鼻咽癌及部分淋巴癌有關,因此若有慢性疲勞的情況,建議也可檢查EB病

毒的指數。

6. 皮膚容易長濕疹或蕁麻疹

皮膚是身體最大的器官，面積約1.6平方公尺，占體重約16%，也是身體對外的第一道屏障，所以皮膚的完整性與免疫系統息息相關。如果皮膚經常出現濕疹、皮膚發炎，甚至有蜂窩組織炎、蕁麻疹，代表免疫力失衡、低下，甚至可能是自體免疫疾病。

7. 體重突然過輕或過重

體重突然出現巨大變化，有可能是身體新陳代謝內分泌失衡，或是營養素缺乏、體內發炎、惡性腫瘤、毒素汙染等。曾經有病人來看診，說自己體重突然減輕、胃口不好，檢查結果發現是胰臟腫瘤的問題；還有一個女性患者說先生突然變胖，她千方百計想幫先生減重卻減不下來，做了各項白血球計數及活性分析後，才發現與免疫功能低下有關。

一旦身體老化，免疫力就會老化，透過上述幾項評估方法，可以大致知道自身免疫力的情況。如果年紀增長，但免疫力沒有老化，那是很好的事。至於如何透過飲食或營養素來增強免疫力，後文會再詳述。

心血管的老化

老化可能產生的另外一個嚴重問題，就是心血管老化。健康的血管和心臟功能息息相關，我們常常聽聞有人突然中風，被送到急診室，或是因為突然胸悶被送到醫院，結果發現是心肌梗塞，可見評估血管健康是抗老一個非常重要的課題。

血管老化的跡象和症狀

所謂血管老化，指的是血管隨著歲月變化，導致結構和功能發生改變。有一些跡象和症狀可以證明血管已經老化：

1. 動脈硬化

動脈硬化加劇是血管老化的標誌。大家可以把動脈想像成塑膠水管，有點彈性，當動脈變成像鉛管或鋼管，就代表硬化了，當血管硬化嚴重，血管舒張收縮能力變差，身體就會出問題。動脈硬度可以透過測量脈搏波速度（PWV，即壓力脈衝穿過動脈的速度）來衡量，PWV值越高，表示動脈硬化越嚴重。

2. 血管彈性降低

隨著老化，血管壁中的彈性纖維（elastin）會變少，膠原蛋白（collagen）則會因為糖化作用而變得脆弱，導致血管壁更僵硬，且彈性變小，血管適應血流變化的能力因而降低，導致血壓升高。

3. 高血壓

高血壓被稱為沉默的殺手，當血管裡面的壓力越來越大，導致血管越來越硬，收縮量越來越高。如果置之不理，可能導致中風、心臟病等嚴重問題。對醫生來說，高血壓是血管是否老化非常重要的指標。

4. 動脈粥狀硬化斑塊形成

當動脈裡有斑塊形成，會漸漸累積在動脈壁，一旦動脈粥狀硬化形成，就會造成阻塞；當斑塊掉落，隨血流跑到身體其他地方，例如大腦，也會造成該處阻塞。而造成斑塊的原因，大多數是膽固醇過高引起的，當冠狀動脈阻塞達90％，就可能造成心肌梗塞。

5.血流減少

要評估周邊血液循環是否良好,最簡單的方法是按壓一下指甲。如果按壓時指甲會變白色,放開後2秒內就能恢復到血色,代表血液循環正常;若按壓再放開後,指甲需要很長的時間才能恢復成粉紅,代表血流減少、周邊循環不佳,較容易手腳四肢冰冷,也會造成傷口癒合不佳,若出現這些症狀,也代表血管老化了。除了血管老化,手腳冰冷也有可能是某些病症造成的,如雷諾氏症候群。

動脈粥狀硬化進展分析

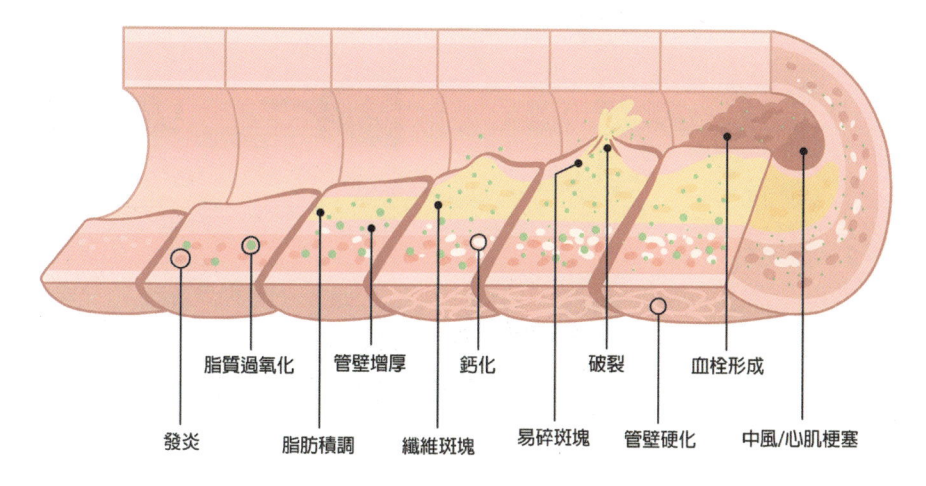

脂質過氧化　　管壁增厚　　鈣化　　破裂　　血栓形成

發炎　　脂肪積調　　纖維斑塊　　易碎斑塊　　管壁硬化　　中風/心肌梗塞

如何評估動脈是否健康

血管老化是心血管疾病的主要危險因子,除了可能造成心臟病、中風、周邊動脈阻塞等疾病,也可能導致眼中風、耳中風,甚至是腸子中風、腎臟中風等,而且年紀越大,越容易發生。

想評估自己的血管是否老化,最簡單的方法就是量血壓。當然,年齡、抽菸、飲食、運動習慣和家族史等風險因子,對評估血管老化和相關的健康風險也很重要。

其他更進階的方式,包括超音波、血管磁振造影或電腦斷層掃描,也可以用來評估動脈硬化程度,以及是否有動脈粥狀硬化的狀況發生,但這些方法都需要由醫師評估、實行。

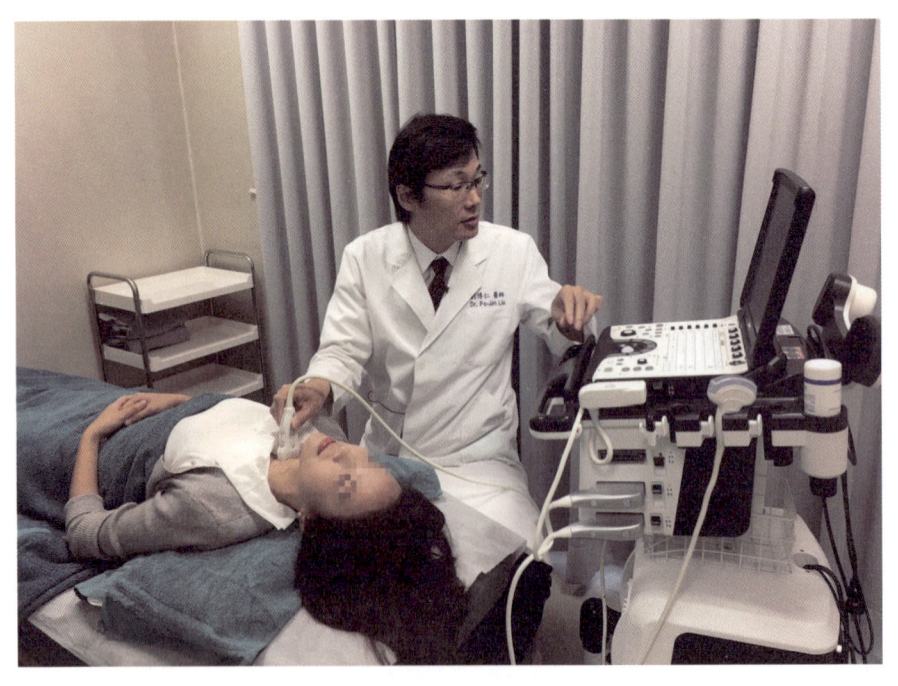

作者以頸動脈超音波為患者檢查頸動脈壁的厚度

我就以頸動脈超音波為例來做說明，用手摸摸兩邊的脖子，會摸到一條正在跳動的血管，這就是頸動脈，只要用超音波儀器在脖子上掃描，就可以得知頸動脈的管壁厚度。

頸動脈的血管壁分成內膜、中膜、外膜，一般所講的血管壁厚度是指內膜加上中膜（intima media thickness，簡稱IMT），平均每增長10歲，血管壁厚度會增加0.1公釐（mm），反過來說，每增加0.1公釐，就等於血管年齡增加10歲。

頸動脈血管厚度的正常參考值是（年齡／100）＋0.3mm，所以70歲以下的人應該小於1.0公釐，超過則表示血管壁厚度增加，很可能就是動脈硬化的斑塊、膽固醇堆積所造成。

當然，人一定會慢慢老化，但如果才50、60歲，頸動脈血管厚度就已經超過1.0mm，代表你的血管老化過快。我有一位男性病人約40歲，我幫他做頸動脈檢查發現，他的血管年齡高達60歲。60歲的血管代表裡面充滿斑塊，這些斑塊隨時都可能塞住血管，塞在腦部會導致中風，塞在心臟會造成心肌梗塞。聽完我的描述後，這位病人沒什麼感覺，但當我進一步提醒，這代表日後中風機率會增加30%、心肌梗塞的機率增加15%，而中風之後死亡的機率則增加20%，他聽完後嚇到了，開始學習控制血壓，好好運動，規律飲食，進行生活型態的調理，一年後再次檢查時發現，他的血管年齡已經逆轉。

所以，對醫生來說，透過超音波評估頸動脈壁厚度，是檢查血管狀況最簡單、快速的方法。如果擔心自己的動脈硬化，也可以請醫師幫忙安排做這項檢查，或是在健檢時加入這個檢查項目。

建議以下高危險群，每年安排一次頸動脈超音波檢查：

- 肥胖（BMI>27）
- 高血壓
- 高血糖、糖尿病
- 高血脂
- 有自體免疫疾病，如紅斑性狼瘡、甲狀腺疾病等
- 40歲以上
- 停經後女性
- 有心血管疾病、三高家族史

根據研究，50歲以上的女性一旦進入更年期，因女性荷爾蒙分泌減少，動脈血管硬化的速度會明顯增快。未滿50歲的女性動脈硬化比例僅5%；50歲之後則竄升至50%，異常發生率高達13倍，可見女性尤其必須正視這個問題。

老化過程中，如果可以讓血管不要老得太快，或者說不要硬化得太快，就算是踏出抗老的一大步。我在後面的章節，會提供相關的營養和飲食調理建議。

胰島素阻抗

我常說，想要抗老，最重要的兩個關鍵就是腸道健康與血管健康。動脈硬化除了與老化有關，也與糖尿病關係密切，而糖尿病則與胰島素阻抗（insulin resistance）有關。

當你吃下糖分或碳水化合物後，血糖會上升，這時胰臟裡的 β 細胞會分泌所謂的胰島素來幫助降血糖，可是如果你常常吃甜食，胰島素降血糖的能力就會漸漸降低，在醫學上就稱為胰島素阻

抗，甚至會造成高胰島素血症。有些胰島素阻抗患者可能患有黑色棘皮症（acanthosis nigricans），就是在脖子後方、腹股溝、腋下出現大片黑色斑塊。

隨著現代飲食的精緻化，很多人的血糖震盪非常嚴重，糖尿病也有越來越年輕化的趨勢。本來1單位的胰島素可以降1單位的葡萄糖，漸漸變成要2個單位的胰島素才能降1單位的葡萄糖，時間一久，胰島素阻抗現象就越嚴重。

胰島素阻抗對老化的影響

胰島素阻抗和老化也有關係，原因如下：

1. 增加氧化壓力，也就是自由基：之前曾談到自由基對於老化影響非常大，很多人也希望能降低體內的自由基，可是如果你常吃甜食，發生胰島素阻抗，體內自由基就會增加，對細胞、DNA都會造成損傷，進而加速老化。

2. 造成發炎：當出現胰島素阻抗，身體漸漸發炎，發炎指標C反應蛋白會上升，加速老化。有胰島素阻抗或血糖控制不好的人，發炎指標幾乎都是上升的。

3. 產生糖化終產物：如果血糖常常上升，糖會在身體裡到處亂竄，沾附在體內的蛋白質、DNA、細胞上，產生糖化終產物，也會破壞蛋白質、DNA和細胞的結構，加快老化。

4. 讓端粒縮短：第4章提過，端粒是染色體末端的保護帽，會隨著年齡增長而自然縮短。端粒縮短得越快，代表老化速度加快，反之，老化速度則變慢。一些研究顯示，胰島素阻抗與端粒加速縮短之間存在關聯。

5. 傷害粒線體： 粒線體是負責產生能量的胞器，容易受到氧化傷害，當胰島素阻抗發生後，粒線體功能會受損，導致細胞功能障礙和老化。

6. 使細胞修復與再生功能受損： 很多抗衰老診所都在談如何促進細胞再生，然而當胰島素阻抗發生，會影響細胞修復機制，阻礙身體取代受損細胞和組織的能力，造成組織快速老化。

7. 引發多種疾病： 根據研究，胰島素阻抗會增加第二型糖尿病、心臟血管疾病，甚至神經退化疾病，如阿茲海默症、血管型失智症，以及乳癌、卵巢癌等疾病的罹患機率。

所以，身體出現胰島素阻抗是很嚴重的事情。在醫學上，我們可透過檢測HOMA-IR，得知目前身體是否出現胰島素阻抗。標準如下：

胰島素阻抗 HOMA-IR 檢測	
可協助評估胰臟穩定血糖的能力，是糖尿病的早期檢測指標之一	
胰島素阻抗指數（HOMA-IR）<=1.4	正常
胰島素阻抗指數（HOMA-IR）1.5～1.9	輕微胰島素阻抗
胰島素阻抗指數（HOMA-IR）>=2.0	嚴重胰島素阻抗

假設測出來的數字超過2，代表已經有嚴重的胰島素阻抗。至於如何減少胰島素阻抗，後文會再詳細說明，基本上就是一定要減糖、管理體重，並且規律運動。如果身體血糖開始出現變化，請務必就醫檢查是否出現胰島素阻抗，想要逆轉，關鍵在時間點，越早開始越容易逆轉，越晚則要花更大的功夫。

請大家務必謹記，胰島素阻抗是老化的一大殺手，如果能盡量減少胰島素阻抗出現，對抗老成功是一大加分。

腸道的老化

另一個與老化密切相關的因子，則是腸道健康。腸道老化指的是，胃腸道隨著年齡的增長所發生的自然變化，腸道老化的跡象和腸道微生物群的變化密切相關，會影響整體健康。

我們吃下去的食物，經過食道、胃、小腸、大腸，最後排泄出來，每個關卡都非常重要。而與消化有關的，除了腸胃，還包括肝臟、膽、脾臟、胰臟等，所以，如果你的消化功能非常好，飲食也都正常，腸胃道老化得慢，對健康絕對有好處。

如何知道自己的腸道已經老化

那麼，我們要如何知道自己的腸道是否已經老化呢？以下是幾個粗略的判斷指標：

1. 消化功能變差

年紀變大之後，有人會漸漸覺得某些食物吃完後，腸胃不太舒服，也漸漸不想吃，這代表消化力逐漸變差，可能是胃酸和消化酵素減少，導致消化速度變慢，營養吸收減少，並出現便祕或腹瀉等症狀。很多老年人也會因為消化不好、營養素吸收能力衰退而變瘦，抵抗力也變差。

2. 腸子蠕動減緩

腸胃會透過蠕動來消化吸收食物，如果腸子不動，消化完的殘

渣就無法送到大腸、排泄出去。老化會影響胃腸道的肌肉和神經，腸子內的平滑肌變弱，肌肉神經收縮就會變慢，一旦蠕動下降，食物通過腸道的速度減慢，就可能導致排便習慣改變，造成便祕。

3. 免疫功能下降

腸子老化之所以會影響免疫力，關鍵在於腸子黏膜底下有一種淋巴組織，醫學上稱為腸淋巴組織（gut-associated lymphoid tissue，簡稱GALT）。腸淋巴組織的免疫細胞占全身的70%以上，所以我們常說：「人如其食（You are what you eat.）」，你吃了什麼，就會產生什麼問題，因為吃下去的東西會影響這70%的免疫力，也因此，如果遇到過敏、自體免疫疾病的患者，我都會先從腸道調理開始著手。

但隨著年齡的增長，腸淋巴系統確實會變弱，進而增加胃腸道感染或發炎的可能性，所以有時免疫力不好，很可能是腸子免疫力功能下降了。

4. 腸道微生物菌相改變

影響腸道健康的重要關鍵，就是腸道的微生物菌相（microbiota）。腸道微生物群由生活在消化道中的數萬億微生物組成，腸道微生物群的多樣性、組成和功能，會隨著年齡增長而發生變化，進而影響消化、代謝和免疫功能。

當腸道菌相多樣性下降，可能會影響腸道彈性，以及抵抗病原體和維持平衡的能力，進一步影響整體腸道健康。

國外一些研究發現，當老化越嚴重，腸子裡面特殊的好菌會大量減少，如大家較熟知的雙歧桿菌屬等，而壞菌會則大量增加。一好一壞相互抵銷後，會導致小腸菌叢過度增生（SIBO），或腸躁

症、發炎性腸道等疾病發生。當腸道菌相改變，腸子老化過快，也會影響身體功能，導致發胖、水腫、糖尿病、免疫功能受損等。

5. 營養素吸收出問題

老化會影響很多營養素的吸收，當你已經額外補充，做某些營養素檢測時，卻還是發現有些數字下降，可能就是營養素吸收狀況不佳。很多老人神經認知功能退化，是因為維生素B12不足，就算額外補充，但因胃中負責活化B12的內在因子減少，所以影響吸收。還有人常吃胃藥，也會導致營養素吸收不好。至於營養素吸收不佳會導致哪些問題，後文會再談到。

讓腸道回春的策略

想讓腸道變健康，不要老化得太快，下面是幾個簡單的策略：

1. 改變飲食：請先試著回想自己一天的飲食，蔬菜吃得夠不夠多？如果蔬菜吃太少，腸子老化會非常快速。很多忙碌的上班族或忙著當志工的銀髮族，三餐常常隨便買個便當打發，市售便當大多是白飯加一塊肉，蔬菜非常少，長久下來就會影響腸道健康。另外，大家現在都知道要補充益生菌，但還有一個東西很重要，稱為益生質，也就是益生菌的食物，它的主要成分是纖維。想補充纖維，我建議大家多吃蔬果，當令的五顏六色蔬菜水果對腸道健康很重要。

2. 規律運動：研究發現，規律運動的人，如經常快走、游泳、從事球類運動等，腸道裡的微生物會比較健康；而每天久坐不動的人，腸道的微生物則是偏向老化，壞菌也會特別多。

3. 減少壓力：壓力會導致腸道裡的微生物菌相出問題，建議透過正念、腹式呼吸、冥想放鬆技巧，來減少壓力，讓腸道環境更健康。

4.益生菌及益生質的補充：關於這方面，可以諮詢營養師、醫師等專業人員，至於如何攝取到含有益生菌或益生質的食物，建議多吃蔬菜、優格或泡菜、味噌等食物。

5.定期健康檢查：透過定期健康檢查監測腸道健康，可以及早發現和管理消化問題。從抗老層面來說，有一些比較特殊的檢查是針對腸道菌叢的表現，如腸道菌量檢查，在很多功能醫學相關診所都可以做檢測。

第 8 章

荷爾蒙波動

荷爾蒙在人體內的作用相當複雜,且會隨著年齡增長而出現變化,進而對健康造成各種影響。因此,了解各種荷爾蒙的變化,並從生活中因應,也是抗老化的關鍵之一。

女性荷爾蒙 —— 雌激素與黃體素

女性進入青春期後,在每個月的排卵週期,體內的雌激素、黃體素等性荷爾蒙都會有所變化,而大腦中的濾泡刺激素,主要負責促進卵巢濾泡發育,並分泌雌激素,也與女性的月經週期有關。而一旦步入更年期,女性荷爾蒙的分泌會逐漸減少,也象徵女性月經週期和生育年齡的結束。

雌激素與黃體素分泌不足可能產生的症狀

當卵巢開始老化,雌激素和黃體素的分泌會越來越少,並伴隨出現各種症狀,我們通稱為更年期症候群或更年期症狀,如大家

熟知的心悸、盜汗、潮紅、失眠等。雖然這是女性生命中的正常現象，但也可能會造成身體不適，常見症狀包括：

1. 月經變得不規則：月經量時多時少，原本28天的週期，有時會突然變成45天，有時又變成15天，直到最後完全停止。這是代表女性進入更年期一個很重要的症狀。

2. 潮紅：我在診間常看到有些女性，明明室內溫度不高，卻覺得身體很熱，拿著扇子猛搧，這就是潮紅。正確來說，潮紅是因自律神經不規律，導致臉部、胸部或頸部皮膚血管擴張，出現紅、熱的現象，通常為自發性發生，會持續幾分鐘。

3. 盜汗：也就是身體容易流汗，尤其晚上睡覺時，蓋上棉被猛盜汗，掀開棉被又有點冷，一來一往之間，很容易就受寒了，因此盜汗也會擾亂睡眠模式，並引起不適。

4. 陰道乾燥：因為雌激素分泌減少，陰道會特別乾燥、搔癢，或在性交時感到不適，有時也會出現感染問題。

5. 情緒變化大：女性在更年期時，情緒波動會非常大。我們有時會開玩笑說：別為小事抓狂，但更年期的女性很容易為小事抓狂，然後又突然冷靜下來，為自己的衝動感到抱歉。這其實是無法控制的，這種突然感到煩躁、焦慮、猶豫的狀況，其實與荷爾蒙的劇烈波動有關。

6. 睡眠問題：10個成年人中，約有6、7個睡眠品質都不是太好，而且越接近更年期就越嚴重。更年期的荷爾蒙變化會干擾睡眠模式，導致難以入睡、保持熟睡，或夜間頻繁醒來，容易淺眠、做夢、驚醒。

7. 身體組成出現變化：體重包括體脂肪和肌肉的重量。更年期

時，有些女性體重可能沒有明顯變化，但體脂肪卻從30增加到38，這就代表身體組成出現變化，脂肪重新分布，若再加上骨密度下降，骨質疏鬆症的風險也會因此提高。

8.認知功能變化：有些中年女性發現自己注意力無法集中，加上記憶力變差，會擔心是不是失智症，其實很多時候都與更年期荷爾蒙降低有關。很多研究發現，荷爾蒙降低得越快，認知和記憶功能也會變得較差。

9.泌尿道感染：更年期會因泌尿道組織的變化，導致泌尿道感染、尿失禁或尿急、頻尿。

10.性慾下降：進入更年期後，很多女性都會覺得性慾下降，導致夫妻相處出現問題，這主要是因為荷爾蒙變化和陰道乾燥所導致。現在有些醫療院所也設置了更年期門診，提供婦女諮詢。

以上症狀都與荷爾蒙下降有很大關係，只是症狀會因人而異，有人非常輕微，有人非常嚴重，持續時間可能也不一樣。這些症狀除了會影響身體，也會影響到心理。

雌激素代謝物攸關女性健康

人體內的雌激素，最後會經由肝臟產生一些代謝物質，排出體外。這些代謝物可以根據其對健康的潛在影響，分為「好」或「壞」。在功能醫學上，如果你的「壞」雌激素代謝物質太多，代表身體狀況相對不佳，「好」的物質較多，則代表身體較為健康。

好的代謝物質，如2-羥基雌酮（2-OH-E1）和2-羥基雌二醇（2-OH-E2），具有抗氧化特性，促進細胞增殖的可能性較低，可能會降低罹患某些與荷爾蒙相關癌症（例如乳癌）的風險；不好的

代謝物，如16-α-羥基雌酮（16α-OH-E1）和4-羥基雌酮（4-OH-E1），則可能促進細胞增殖，提高荷爾蒙相關癌症和其他健康問題的風險。

我曾遇過許多罹患乳癌、子宮內膜癌和卵巢癌的患者，她們並沒有補充荷爾蒙，體內也沒有發現受到環境荷爾塑化劑汙染，更進一步檢查，才發現她們體內壞的雌激素代謝物含量很高。

如果想逆轉這種情況，建議可以多吃含有蘿蔔硫素的十字花科蔬菜，如高麗菜、花椰菜等，此外，也可以補充B群、葉酸、鎂、C等，加上適度運動，都有助於將雌激素代謝物轉變成好的。

男性荷爾蒙 —— 睪固酮

其實男性也有更年期（醫學上統稱為「遲發性性腺功能低下症」），只是很多男性都是有淚不輕「談」，所以較不為大眾所熟知，事實上，男生更年期處理起來有時反而更棘手。

睪固酮下降太快可能出現的症狀

簡單說，男性更年期就是男性睪固酮逐漸下降引發的一系列症狀。睪固酮主要由睪丸分泌，若下降太快，就會產生下列症狀：

1. 性慾下降：對一些與性相關的事提不起勁，也會減少接觸。

2. 勃起功能障礙：也就是性活動時難以勃起，或勃起時間無法持續。這時有人可能會希望藉由藥物幫忙，延長勃起時間，但若泌尿科醫師評估是因睪固酮低下所致，只要補充睪固酮即可解決。

3. 異常疲倦：過去認為，男性更年期大約是55～60歲，可是現在

很多男性因為飲食問題、缺乏運動等，更年期提早發生。我就曾碰到一個38歲的男生來看診，主訴為異常疲累，之前有醫生幫他診斷，判斷是睡眠呼吸中止或其他病症。但抽血檢查後我發現，他的睪固酮量非常低，正常數字大約是300 ng/dl以上，可是這位年輕男性只有150，補充睪固酮後，疲勞感很快就消除了。

4.情緒變化：不只女生在更年期容易出現情緒波動，男性若睪固酮下降，抗壓性也會降低，容易出現失眠、憂鬱、煩躁、情緒起伏較大等情況。

5.肌肉質量與力量下降：很多中年男性可能會很納悶，自己明明有運動的習慣，但肌肉量卻持續下滑。當肌肉量下降後，衍生的問題之一就是脂肪增加，就算盡量控制糖分，肚子上的脂肪還是越來越多，這時也要考慮是否為睪固酮下降所造成。

6.骨質疏鬆：我們常說骨質疏鬆是女性健康的殺手，事實上，男性也會發生骨質疏鬆。睪固酮有助於維持骨質密度，男性大概從55～60歲以後就容易有骨質疏鬆的問題，跟睪固酮下降明顯有關。

7.認知功能變化：有些男性會覺得對某些短期事物的記憶力降低、反應變慢、思考能力也變差了，這些都與睪固酮下降有關。

和女性更年期一樣，並非所有男性都會出現以上更年期症狀，而且症狀的嚴重程度也因人而異。同樣的，並非毫無症狀，就代表睪固酮濃度沒有下降。

如果擔心有更年期症狀，建議請醫生進行症狀評估及血液檢查，以測量睪固酮水平，並排除其他可能導致類似症狀的潛在健康狀況。可與醫療保健專業人員徹底討論和衡量睪固酮替代療法（TRT）的益處和風險，再根據個人健康狀況和偏好，評估是否進行。

荷爾蒙療法

荷爾蒙和老化密切相關，有時或許需要適度補充，但是否所有進入更年期的人都需要補充荷爾蒙，這個問題仍有些許爭議，即使在專業醫師間都有不同看法。

荷爾蒙替代療法

所謂荷爾蒙替代療法，就是當體內的雌激素、黃體素或睪固酮太低，導致身體不適，便可補充人工合成的荷爾蒙，藉以改善不適症狀。

目前，很多文獻對荷爾蒙補充療法的見解仍互有矛盾，譬如，2002年美國一項大型研究發現，補充荷爾蒙療法後，有些人罹患乳癌、出現血栓的機會提高了，引起全世界一片譁然。但後來又有很多研究發現事實並非如此，且補充方式其實有些技巧。

雖然目前對於荷爾蒙療法仍無確切結論，不過要特別提醒大家，如果想補充荷爾蒙，請務必找專門的醫師諮詢，看看是否會因此而提高罹患血栓、中風、心臟病或乳癌的機率，且補充期間，女性要特別注意乳房、子宮內膜及卵巢，男性則要注意攝護腺的狀況。

我曾碰過一位65歲的女性患者，因嚴重的更年期熱潮紅前往婦產科看診，醫生建議她補充荷爾蒙，並強調荷爾蒙療法很安全。她吃了大約5年，沒想到後來居然罹患乳癌，讓她十分懊惱。

在決定是否補充荷爾蒙之前，建議女性朋友先抽血檢測一些荷爾蒙的相關數值，包括：

- 雌激素：也就是雌二醇（E2），一般會隨著月經週期、懷孕而變化，原則上停經前是 40 pg/ml 以上，停經後會降到 30 以下。
- 濾泡刺激激素（FSH）：也會隨著月經週期、懷孕而變化，原則上正常值女性為 30 IU/L 以下，停經後會大於 40。
- 黃體刺激激素（LH）：正常值女性為 5-25 IU/L，停經後會大於 40。
- 抗穆勒氏荷爾蒙（anti-müllerian hormone，簡稱 AMH）：代表卵子庫存指標，年輕女性大約 2～4 μg/L，更年期時會降到 0。

男性的話，可抽血檢測睪固酮，若發現睪固酮濃度低於 315 ng/dl，可以請醫師評估是否補充。不過，提醒男性朋友除了關心睪固酮，還要多注意攝護腺癌指標，也就是攝護腺特異抗原（PSA），如果 PSA > 4 ng/ml，就必須提高警覺，請泌尿科醫師檢查有無攝護腺腫瘤的可能。大型研究顯示，補充睪固酮並不會增加罹患護腺癌的機率。

生物等同性荷爾蒙療法

醫療上的荷爾蒙替代療法補充的是人工合成的荷爾蒙，現在有一種較流行的方式，稱為生物等同性荷爾蒙療法，又稱為生物同質性荷爾蒙療法（bioidentical hormone replacement therapy，簡稱 BHRT），使用的荷爾蒙來自植物，其配方複製了人體內所產生的雌激素、黃體素和睪固酮等物質的分子結構。

「生物等同性」一詞主要是為了將這些荷爾蒙與合成荷爾蒙區分開來，部分醫界人士認為，合成的化學結構與體內自然產生的不同，所以可能引發問題，而生物等同性荷爾蒙與人體的荷爾蒙更相

似，副作用較少，也能產生更自然的體內反應。

醫師可以根據患者的特定荷爾蒙水平和需求，開立不同生物等同性荷爾蒙，形式包括乳膏、凝膠、貼片、錠劑或注射劑，目的也是減輕荷爾蒙失衡或缺乏等相關症狀，在台灣並非所有形式的荷爾蒙都有，需要與醫師討論。

不過，並非人人都可以從荷爾蒙治療中受益，任何荷爾蒙療法都具有潛在的風險和副作用，因此在考慮荷爾蒙治療（包括生物等同性荷爾蒙）前，請務必諮詢專業醫師，以評估個人狀況、討論治療方案，並權衡潛在的益處和風險。

去氫表雄固酮

除了雌激素、黃體素與睪固酮與老化有關，還有一些荷爾蒙可能有助延緩老化，去氫表雄固酮（dihydroepiandrosterone，簡稱DHEA）就是其一，又稱為脫氫異雄固酮。

DHEA主要由腎上腺產生，但睪丸、卵巢和大腦也可以少量合成。DHEA是一種荷爾蒙前驅物，身體可以將其轉化為其他激素，包括睪固酮和雌激素。

DHEA在20～30歲時分泌量最高，之後隨著年齡增長，每年以1～2%的速率下降，若以25歲的分泌量為100%來看，50歲時大約只剩50%，70歲只剩10～20%，所以DHEA也可以說是一種人體老化的指標，因此也有人稱之為青春之泉，或是荷爾蒙之母。

因為DHEA會被依序轉化成睪固酮，然後再經由芳香環轉化酶（aromatase）轉化成雌激素，所以補充DHEA就有機會增加睪

固酮濃度，也會增加雌激素濃度。幫患者檢查荷爾蒙濃度時，我也會一併檢查DHEA-S（DHEA經過肝臟代謝成硫酸鹽）濃度，研究發現，阿茲海默症、憂鬱症、免疫系統疾病患者，或正值更年期的男女患者容易缺乏。

DHEA與老化的關係

為什麼DHEA有助抗衰老，主要是因為它有以下幾個作用：

1. 荷爾蒙的前驅物：DHEA會轉化成睪固酮、雌激素等，補充後，下游的荷爾蒙會慢慢增加，因此一些研究者認為，補充DHEA可能有助於抵消老化相關荷爾蒙下降所產生的影響。

2. 影響肌肉質量與身體組成：補充DHEA，加上配合運動，能增加肌肉量。

3. 影響骨質密度：補充DHEA可以維持停經後婦女和老年人的骨密度，降低骨質疏鬆的風險。

4. 增進認知功能：有人認為，補充DHEA有助於大腦健康，對認知功能和心理健康可能有潛在的正面效果。

5. 有助對抗發炎與抗氧化：前面提過，降低發炎和減少氧化壓力是抗老的重要原則，因此DHEA的這個特性可能有潛在的抗衰老作用。

說到這裡，可能有人會問：如果想抗衰老，可以補充DHEA嗎？我個人的建議是，如果透過抽血檢測，發現自己的DHEA-S值非常低，或許可以補充。補充DHEA大致還算安全，但如果過量，譬如醫生建議一天吃一顆20毫克，但你吃4、5顆，則可能產生副作用，如臉部長痘痘、粉刺、掉髮或體毛變多，情緒出現變

化，甚至會影響膽固醇和心血管健康。

其實很多天然食物，如山藥、野生山芋都有少量DHEA，如果有更年期困擾，也可以多吃這些食物來補充，但如果是容易出現血栓的體質、有腫瘤，或是正在懷孕或哺乳，補充DHEA就要特別小心。

生長激素

講到生長激素，大家都知道它與孩童的生長有關，很多家長擔心小孩子長不高時，都會請小兒科醫師評估，看看是否需要施打生長激素。

生長激素對各生理過程皆有關鍵性作用

生長激素（GH）是一種由腦下垂體產生的胜肽激素，主要功能是刺激生長、細胞分裂和再生。事實上，不只兒童生長期，生長激素在人一生中的各種生理過程中，都會發揮關鍵性作用。包括：

1.幫助生長和發育：在兒童期和青春期，生長激素會透過刺激骨骼和軟骨的生長，來促進腺性生長，兒童時期生長激素缺乏會導致生長障礙。

2促進新陳代謝：生長激素能促進脂肪分解，降低肥胖的機率，並促進脂肪酸釋放到血液中，以產生能量，進而影響新陳代謝，也能幫助維持血糖的平衡，調節胰島素的敏感性。

3.幫助肌肉的生長修復：生長激素可以增加肌肉蛋白質合成，增強肌肉的力量。

4.有助骨骼健康：生長激素可以刺激骨質組織的生長，促進骨質礦物密度的形成。

生長激素分泌減少的原因

但生長激素的分泌和調節也會因為以下因素產生變化：

1.老化：當人體逐漸老化，腦下垂體分泌的生長激素會漸漸減少，進而出現老年性變化，這是老化的自然過程。

2.睡眠品質不佳：優質睡眠，尤其是在深度睡眠階段（例如慢波睡眠），對於生長激素的分泌至關重要，如果睡眠品質不好，也會減少生長激素的分泌。有時我們也會發現，生長激素不足的人，老化過程中失眠機率也會增加。

3.壓力過大：當壓力增加時，腎上腺會分泌所謂的皮質醇以助抗壓，但皮質醇分泌過多，會抑制生長激素的分泌，讓老化速度加快。有時我們看到有人因承受巨大壓力，瞬間感覺老了許多，原因就在於此。

4.營養不足：某些營養素的缺乏，可能會影響生長激素的分泌，如蛋白質。一個50公斤的人每天約需攝取50克的蛋白質，如果因為斷食過度，或是營養不良，造成蛋白質攝取過低，就會導致生長激素分泌減少。

5.肥胖：肥胖和不健康的身體組成，都會損害身體分泌生長激素的能力。很多現代人因為飲食過於精緻，導致過胖，當體內脂肪過多，尤其是內臟脂肪，身體會出現發炎反應，抑制生長激素的分泌，導致老化加速。

6.甜食吃太多：胰島素和生長激素之間的關係很複雜，簡單說，攝

取過量的糖或升高血糖的食物，會導致胰島素升高，干擾生長激素的分泌，加速老化。

7. 慢性疾病：一些慢性疾病，如糖尿病、腎臟病，或是腦下垂體的疾病，也會影響體內產生和調節生長激素的能力。

8. 藥物：針對自體免疫疾病或免疫風暴的患者，醫生有時會開立類固醇，長期下來也會抑制生長激素的分泌。臨床上我們確實可以看到，有些長期吃類固醇來抑制免疫系統疾病的人，老化速度較一般人快。

9. 缺乏運動：缺乏規律運動或體力活動，也可能對生長激素的分泌產生負面影響。有研究發現，久坐之人體內的生長激素下滑得特別快，而高強度運動和阻力訓練，則能刺激生長激素的分泌，所以運動類別的選擇也很重要。

10. 荷爾蒙失衡：人體內很多荷爾蒙會互相影響，當體內雌激素太低，生長激素也會變低；如果甲狀腺功能低下，生長激素可能也會下降。

目前仍不宜將生長激素用於抗衰老

生長激素對於老化的確有一定程度的影響，小孩子想長高可以補充生長激素，那麼想抗老可以補充生長激素嗎？目前市面上的確有抗老診所提供這類服務，但生長激素與老化之間的關係極為複雜，醫學界尚未完全了解全貌，且基於以下原因，將生長激素用於抗衰老仍有爭議。

1. 證據有限：目前仍無足夠科學證據，能夠證明生長激素在抗衰老治療的有效性，它在減緩或逆轉老化過程中的作用也仍在研究中。

我也發現有些曾施打生長激素的朋友，並沒有真的減緩老化。

2. 安全性問題：為了抗衰老而施打生長激素，可能會產生副作用，如水腫、關節疼痛、胰島素阻抗性增加，甚至增加罹患糖尿病和高血壓的機會，因此施打生長激素時，務必要特別小心。

3. 法律跟倫理問題：台灣衛福部目前尚未核可使用生長激素來做抗老治療。基於法律和道德考慮，不建議在沒有適當醫療監督的情況下使用。

若想透過增加生長激素來延緩老化，建議還是從生活面切入，如保持均衡飲食、定期運動、充足的睡眠和壓力管理，讓身體建立起健康的生長激素分泌和調節環境，減少下滑的速度，這才是更安全、更有效的方式。

褪黑激素

褪黑激素是大腦松果體產生的一種激素，以調節睡眠—覺醒週期（晝夜節律）作用而聞名，很多人為了避免搭飛機到海外時可能產生的時差及睡眠障礙，也會事先準備褪黑激素。

褪黑激素為何有助抗老

很多研究發現，褪黑激素除了有助睡眠，也可能有助於抗老，主要因素為：

1. 睡眠節律：我們晚上入睡時，大約12點、1點左右，身體就會開始分泌褪黑激素。當褪黑激素分泌減少，睡眠節律就會失控，容易失眠，對老化也會產生不利的影響。

2.抗氧化特性：之前提過自由基的增加與老化息息相關，而褪黑激素可以幫助清除自由基，保護細胞免受氧化壓力的傷害。此外，也有研究發現，乳癌或卵巢癌病人補充褪黑激素，可減少復發的機率，因為它有抗氧化的效果。

影響褪黑激素分泌的原因

那麼，有哪些因素會影響褪黑激素的分泌呢？

1.光線：如果入睡環境全黑、沒有光線，褪黑激素比較容易分泌；如果家裡有大量的人造光線，或是寢室旁的街燈過亮，都會抑制褪黑激素的產生。另外，現代人手機不離身，如果喜歡睡前在昏暗的燈光下滑手機，手機的強烈藍光也會抑制褪黑激素的產生，導致不易入睡。

2.飲食和生活方式：高糖飲食或常喝咖啡因飲料，也會抑制褪黑激素的分泌。相對的，富含色胺酸（褪黑激素的氨基酸前驅物）的食物，如堅果、種子、乳製品等，則有助於合成褪黑激素，建議可以多多攝取。

3.睡眠衛生：所謂睡眠衛生，包括建立良好的睡眠習慣、保持規律的睡眠時間，以及打造舒適、放鬆的睡眠環境等，都有助於褪黑激素的分泌。

4.壓力或過度焦慮：慢性壓力和焦慮會擾亂睡眠模式，並干擾褪黑激素的產生。若有人因失眠來看診，我通常會建議患者先思考兩件事：第一、白天活動夠不夠？如果日間大多久坐不動，因為不活動就不夠累，晚上可能會睡不好。第二、是否因憂慮、焦慮或思考過度，而導致睡眠障礙？這時我會建議透過放鬆技巧、冥想或其他

減壓活動來管理壓力。

5. 藥物：某些藥物，例如支氣管擴張藥物、類固醇、免疫抑制劑等，可能會影響褪黑激素水平。如果擔心是藥物影響，建議諮詢專業人士。

至於要不要補充褪黑激素來延緩老化，我個人並不反對，但如果能用自然的方式，幫體內打造更好的褪黑激素分泌環境，如良好的睡眠衛生習慣、多吃富含色胺酸的食物、夜間減少接觸人造光等，會是更好的方式。

甲狀腺素

甲狀腺位於脖子前方中下段的位置（約喉結下方），對人體的內分泌及新陳代謝非常重要。人體首先由下視丘釋出甲促素（TRH），然後刺激腦下垂體前葉放出甲狀腺素刺激激素（TSH），接著TSH順著血流來到甲狀腺，刺激它產生甲狀腺素（thyroxin, T4），T4放出後，會在全身重要器官再轉化成三碘甲狀腺素（T3），接著T3就會完美執行體內各種新陳代謝任務。我們也可以說，甲狀腺是隱藏在脖子內的計時器，過快過慢對身體都不好。

評估甲狀腺功能的重要數值

如果懷疑甲狀腺功能異常時，可以請醫師抽血檢測以下數值，必要時，醫師會安排甲狀腺超音波，確認是否有甲狀腺結節或腫瘤。不過要特別注意，甲狀腺腫瘤有良性、惡性之分，而且即使抽血結果正常，還是有惡性的可能。

- 游離四碘甲狀腺素（free T4）：正常值為 0.9 ～ 1.8 ng/dl
- 游離三碘甲狀腺素（free T3）：正常值為 2.4 ～ 4.3 pg/ml
- 甲狀腺素刺激激素（TSH）：正常值為 0.4 ～ 4.0 μIU/ml
- 過氧化酶抗體（anti-TPO Ab）：又稱為抗微粒抗體，一般小於 34 IU/ml，如果過高，可能是橋本氏甲狀腺炎（Hashimoto thyroiditis），最後可能會造成甲狀腺功能低下。
- 抗甲狀腺球蛋白抗體（Anti-TG Ab, ATA）：正常值為 0 ～ 115 IU/ml，過高可能是自體免疫疾病格雷夫氏症（Graves disease），或是甲狀腺癌。

甲狀腺素功能不全可能造成的影響

當甲狀腺素功能不全，不管是亢進或低下，都會對身體帶來一些影響或災難，不利於抗老。如果甲狀腺素功能太過，就會發生甲狀腺功能亢進的症狀，如食慾增加但體重下降、怕熱易流汗、緊張失眠等，嚴重的話，甚至有可能會心律過快，導致猝死；而分泌不足時，則會呈現甲狀腺功能低下，此時可能會出現的症狀包括：全身無力、反應變慢、頭昏、倦怠、月經不順、便祕，水腫型肥胖、心跳減慢等。嚴重且未經治療的甲狀腺功能減退症，甚至可能導致認知障礙、記憶問題和注意力不集中、骨密度下降等。

因此，管理甲狀腺疾病對於整體健康，以及預防可能影響生活品質的併發症非常重要。如果被診斷是甲狀腺功能亢進，除了吃藥，飲食原則應少量多餐，並且多吃高熱量、高蛋白飲食，以減低體重下降的情形，也應盡量避免含碘食鹽、海菜、昆布、海帶、紫菜、海苔、海水魚、蝦、蟹等，因為這類碘含量較多的食物容易刺

激甲狀腺。其他刺激性的食物，如咖啡、茶、酒精等也應該避免。若是嚴重的甲狀腺功能低下，則要補充甲狀腺素。

第 9 章

肌肉骨骼的老化

當年紀漸長,很多人會開始覺得自己好像越來越無力,或者常覺得全身關節不舒服,甚至疼痛,漸漸的活動力也越來越差,什麼事都做不了,進而影響生活品質或整體身體機能。老化所導致的肌肉骨骼問題很多,本章說明的三個關鍵,更是抗老的重要課題。

肌少症

顧名思義,肌少症就是肌肉質量、力量和功能的逐漸喪失。2000年後,一些國際衛生組織和醫學會上,開始有人提出肌少症,而後更多研究發現,肌少症對身體健康有很大的影響,包括:

1.影響日常活動能力:肌肉組織的損失會導致力量、耐力和身體表現下降,進而影響活動力、平衡性,以及獨立進行日常生活的能力,並增加跌倒和骨折的風險,尤其是老年人。

2.影響新陳代謝:肌肉在新陳代謝中扮演至關重要的角色,肌肉質量減少會導致新陳代謝速度減慢和能量消耗降低,導致肥胖。

3. 其他健康後果：肌少症與某些慢性疾病的風險增加有關，例如第二型糖尿病、心血管疾病、骨質疏鬆症和虛弱等。此外，肌肉質量減少也與老年人死亡率較高有關。

可自行檢測的肌少症標準

2019年，亞洲肌少症共識會（AWGS）提出以下幾項肌少症診斷標準：

1. 握力器檢測：男性握力小於28公斤，女性小於18公斤。

2. 五次起立坐下的時間：一般人大約5、6秒即可完成，如果大於12秒，就可能有肌少症。

3. 走路測速法：6秒走路距離小於6公尺，也就是每秒小於1公尺。

4. 量測小腿肚腿圍：用皮尺測量，50歲以上的男性小於34公分，女性小於33公分，或用雙手拇指跟食指圍繞小腿最粗的位置一圈，還有些許空隙，代表肌肉較少，可能有肌少症。

5. 自我觀察法：以前可以輕鬆打開玻璃瓶蓋或寶特瓶蓋，但現在要請別人幫忙，或是擰毛巾時感覺越來越費力，怎麼用力都擰不乾，還會滴水。

如果診斷後有肌少症的可能，一定要積極介入，以營養及肌力訓練來對應處理。

造成肌少症的原因

為什麼會出現肌少症？研究發現大致與下列9種因素有關：

1. 老化：自然老化的過程中，基因設定的肌肉合成量本來就會漸漸減少，一般來說，約從30歲慢慢開始減少，到60歲開始加速。這

是由於荷爾蒙產生變化，以及身體合成和維持肌肉組織的能力改變所造成的。

2. 荷爾蒙變化：當某些荷爾蒙減少，如男性的睪固酮、女生的雌激素、生長激素等，肌肉合成的速度會減慢，崩解速度會加快。

3. 缺乏體能活動：很多人退休後，娛樂活動多半都只是坐著，如看電視、打牌等，更遑論阻力訓練的缺乏。當肌肉沒有使用機會，用盡廢退，當然會漸漸流失、減少。

4. 營養不良：蛋白質在肌肉蛋白質合成中扮演重要角色，但我在診間常常發現，很多上了年紀的人擔心吃太好造成腎臟負擔，或是太過重視養生，每天攝取的總蛋白質量不足，導致肌肉減少。另一個與肌肉功能和修復有關的重要營養素是維生素D，研究發現，維生素D3有助減緩肌少症的發生，所以平時補充維生素D3或多曬曬太陽，都可以減緩肌肉流失的速度。

5. 慢性病：罹患某些疾病，如糖尿病、慢性阻塞性肺病、心臟衰竭、發炎性疾病或癌症，或是常抽菸者，都可能因發炎增加、代謝變化，加速肌肉損失。

6. 因生病臥床：如果因為手術或疾病，必須長時間躺在床上，也會導致肌肉快速萎縮和虛弱。所以，當你因為手術必須暫時臥床，一定要想辦法多活動，否則相較於站著，肌肉萎縮速度會非常快。

7. 遺傳因素：體型可能遺傳，肌肉也一樣。如果你的家族容易有肌少症，要特別注意，當年齡增長，可能較易出現肌肉流失的情況。

8. 神經系統疾病：神經系統麻痺或先天性的神經肌肉退化，如運動神經元功能下降和神經肌肉接頭（神經肌肉會合處）變化，都可能影響肌肉功能，並導致肌少症。

9.藥物：如抗憂鬱、安眠或治療代謝的藥物，可能導致肌肉萎縮或無力，加劇肌少症。不過，究竟是因為吃藥導致不想動，所以肌肉減少，還是吃藥直接造成肌肉減少，目前尚不得而知。

肌肉質量與大腦健康有關？

抗老過程中，相較於肌肉骨骼的問題，很多人更擔心大腦認知功能的變化。事實上，很多研究發現，肌肉量跟大腦健康（包括腦容量和認知功能等）有關，尤其是老年人。

我有一位男性患者，退休後幾乎每天坐在家裡看電視，不常活動，有一天洗澡洗到一半突然跌倒骨折，緊急送醫治療。骨折痊癒後，太太帶他來看診，檢測後發現，他的肌肉在一年之間減少15%，而且認知功能也退化得非常快，顯見兩者之間可能有所關連。

有很多研究已經證實，身體活動量夠，大腦較不容易退化，因為活動時，大腦能獲得充足的血液及營養，廢棄物排出也較快。此外，身體活動過程中，也能增加一些神經營養因子的釋放，有助新神經元的生長。換句話說，如果活動量不夠，腦神經中的營養因子較少，大腦可能會退化較快。

另外，透過適度的運動，肌肉裡產生的抗發炎特殊蛋白質（肌肉因子）對大腦健康也有正面影響，大腦結構中的海馬迴、杏仁核也會比較穩定。

不過，關於肌肉質量與腦容量或認知功能之間關係，目前仍在持續研究中，兩者之間的關係可能很複雜，並受到多種因素的影響。無論如何，請大家記得，肌肉量與大腦健康有關，保持積極的

生活方式，包括規律的身體活動和肌肉鍛煉，不僅可以提升肌肉功能，更有助於大腦健康和認知功能。

⏱ 骨質疏鬆

老化對肌肉骨骼的另一個重大影響，就是堪稱沉默殺手的骨質疏鬆。骨質疏鬆的人外表看似沒有問題，然而一旦跌倒，導致的問題極可能嚴重到影響後續生活及整體健康，甚至改變整個人生。我有一位女性患者，她本來是陪兒子來看病，後來有天在浴室跌倒，五節腰椎斷了兩節，醫院準備開刀時，一測才發現她骨質密度的數值是-4.5，屬於非常嚴重的骨質疏鬆。她之前從不檢查，所以完全不知道自己骨質疏鬆的問題這麼嚴重。

醫院用來檢查骨質密度的儀器，稱為雙能量X光吸收測定儀（DEXA），主要是測量腰椎、髖骨的骨質密度。測量結果以T值來表示，T值大於-1.5表示正常，-1.5～-2.5代表骨質流失，小於-2.5就是骨質疏鬆，前面提到那位女性為-4.5，可說是非常嚴重。

造成骨質疏鬆的原因

造成骨質疏鬆的原因很多，像是體重過輕（BMI小於18.5）、年齡超過70歲、天生身材瘦小，或家族遺傳、抽菸、喝酒、缺乏日照、缺乏運動，或是肝臟疾病、慢性腎臟病等，都很容易導致骨質疏鬆。長期使用類固醇、維生素D不足、有慢性腸胃發炎，以及慢性腸道疾病如克隆氏症、潰瘍性大腸炎等，也容易導致骨鬆，需

特別注意。此外還有幾個原因,特別說明如下:

1.停經:女性停經後,荷爾蒙降低,骨質就會開始流失。事實上,除了更年期的停經,現在還有所謂的早發性停經。台灣女性平均停經年齡約49、50歲,可是很多女性因為某些原因,可能提早到35、40歲左右,這些女性也要特別注意。

2.喝太多咖啡:很多人喜歡喝咖啡,早上沒喝上一杯,一整天心情、精神都不對。喝咖啡對身體的確有某些好處,不過,因為咖啡因利尿,會抑制鈣質的吸收,確實會造成骨質疏鬆的風險。建議一天不要超過3杯(約450c.c.)美式咖啡,但如果你有嚴重的骨質疏鬆,最好一天不要超過1杯。

3.副甲狀腺機能亢進:副甲狀腺與體內鈣與磷的代謝穩定有關。當副甲狀腺亢進,為了維持血中的鈣濃度,會讓鈣質從骨骼中釋出,容易形成骨質疏鬆。

4.癌症治療:台灣現在平均每4人就1人罹患癌症,但大家不要恐慌,我在之前的書中多次提及,現在癌症的診斷率越來越高,死亡率也持續下降,代表現代醫學在治療癌症上已有長足進步。但癌症治療過程中,尤其是乳癌、卵巢癌、攝護腺癌等,有可能使用荷爾蒙療法或藥物,降低我們體內的荷爾蒙,以致骨質流失非常快,所以只要有接受荷爾蒙療法,都要特別注意自己的骨質密度。

肌少症和骨質疏鬆症有關嗎?

　　肌肉減少與骨質減少,兩者乍看之下並不相同,但事實上,這兩種老化問題確實存在某些相關性與共同風險。

1.肌肉、骨骼有互相作用:平常看到肌少症的病人,我一定會特

別注意他們的骨質密度，因為肌肉和骨骼之間存在著生物力學關係。如果你肌肉強健，代表有足夠的體能活動，體能活動足夠，代表骨骼也能受到相同的刺激，有助骨質密度的維持。假設你有肌少症，因肌肉無力，活動減少，骨質密度也會下降得非常快。

2. 跌倒風險增加： 以前常說要「保密防諜」，若套用在骨骼上，則是「保密防跌」：保持骨質密度，防止跌倒。尤其是老人家，一旦跌倒，不論是肱骨骨折、大腿骨骨折或腰椎骨折，除了必須開刀臥床，之後也可能形成褥瘡等，衍生出很多健康問題，讓整體身體機能直線下降。

3. 共同危險因子： 造成肌肉減少症的危險因素，如荷爾蒙變化、缺乏營養，某些慢性病等，也可能是骨質疏鬆症的危險因子。

4. 共同的族群： 停經婦女、更年期男性，或是接受荷爾蒙治療的人，尤其是中老年人，經常同時出現肌少症和骨質疏鬆。

由此可知，雖然肌少症和骨質疏鬆症是不同的疾病，但兩者的確可能產生重疊的影響和後果。

至於肌少症或骨質疏鬆的改善方法，主要包括規律運動（尤其是負重和阻力訓練運動）和充足的營養（包括充足的蛋白質和鈣），透過維持健康的生活方式，並尋求醫療保健人員的指導，就能減少隨著年齡增長而可能出現的肌少症和骨質疏鬆問題。當你的肌肉量夠、骨質密度高，代表你的運動量足夠，同時也能釋放壓力，擁有良好的睡眠品質，對於抗老化都是大大的加分。

骨關節老化

與肌少症和骨質疏鬆有關的另一個問題,是骨頭關節的老化。

骨頭與骨頭的連接處稱為關節,人體有206根骨頭,關節則更多,有些關節中還會夾雜著韌帶、肌腱,還有一些滑液。

骨關節老化可能造成的問題

關節老化是指隨著年齡增長,關節發生的變化。這些變化可能導致各種老年性的關節問題,包括:

1. 骨關節炎:有些人肩關節或膝關節不舒服,照X光後發現是緩衝骨頭末端的保護性組織軟骨出現磨損,也就是骨關節發炎。軟骨磨損會導致關節疼痛、僵硬、腫脹和活動範圍縮小,讓你漸漸不想動,長期下來,可能引發肌肉減少、骨質密度下降。所以對老人家來說,必須特別重視骨關節炎的預防。

2. 關節靈活度:隨著年紀增長,關節的結締組織與軟骨會產生變化,造成關節活動度下降,導致各種身體活動都變得不順暢,大如跑步、走路,小至拿取物品、穿脫衣服等,都會讓生活變得很不方便。

3. 骨刺:老化過程中,有時關節周圍會長出多餘的骨頭,稱為骨刺或骨贅,嚴重時可能引起疼痛,並限制關節活動,比較容易長骨刺的位置,包括頸椎、腰椎和脊椎等。如果骨刺太大,影響活動或是壓迫到神經時,醫生可能會建議透過手術把骨刺清除。在過去醫學不發達的時代,很多人以為自己的關節痛是因為骨刺,把骨刺拿掉後發現並沒有改善疼痛情況,但現在已經知道,關節問題包括椎間

盤突出、椎管狹窄等，骨刺只是因素之一。

4.滑液減少：滑液主要用來潤滑和滋養關節，可能會隨著年齡增長而減少，導致關節之間的摩擦增加，產生僵硬和不適。所以有時醫生會建議在膝關節打玻尿酸、高濃度血小板血漿（platelet-rich plasma，簡稱PRP）、高濃度葡萄糖等，就是希望增加滑液的濃度，減緩關節磨損。

5.肌腱或韌帶減弱：支撐關節的韌帶、肌腱會隨著年齡減弱，讓關節變得比較不穩定，增加受傷的風險。

如何診斷骨頭關節的老化

以上問題加總起來，就會造成骨頭關節的老化，這時可能會出現疼痛或退化性關節炎。診斷關節老化問題通常需要結合病史、身體檢查、影像檢查，有時還需要實驗室檢查。醫療專業人員一般會透過以下方法診斷關節問題：

1.身體檢查：醫師可能用手摸一摸、壓一壓你不舒服的關節，檢查關節是否有發炎、腫脹、壓痛或活動範圍縮小的跡象，也會評估關節的穩定性和整體功能。

2.影像檢查：接下來醫生可能會幫你照X光，透過X光片可以初步看出關節腔是否狹窄；有時還需要透過更進階的磁振造影或電腦斷層掃描檢查，取得更詳細的骨骼和關節結構影像，查看關節是否損傷、出現骨刺或軟骨退化，確定病因後才能對症治療，而不是一律都開刀處理。

3.血液檢查：如果懷疑是自體免疫造成的關節痛，可能會進行血液檢查，評估發炎標記物如C反應蛋白（CRP）或紅血球沉降速率

（ESR）。我有一位病人因為關節痛來看診，之前，他因為不想看醫生，先去試了民俗療法，結果一直不見好轉，我抽血後發現發炎指標CRP和ESR都非常高，認為是發炎導致，後來診斷是嚴重的類風濕性關節，這時則必須靠藥物治療。

4.關節抽吸（關節穿刺術）：當醫生發現你關節裡的水過多，也就是關節液太多，明顯發炎，便需要抽取液體進行分析，確認是否有細菌感染、過多的尿酸或磷酸鹽結晶等，以確定關節疼痛或發炎原因。

關節老化的預防與管理

從延緩老化的角度，要怎麼做才能減少關節的受損呢？主要有五大重點；

1.保持健康的體重：體重過重會對關節造成額外的壓力，特別是膝蓋和臀部等負重關節，保持健康的體重可以降低關節出問題。最常發生退化性關節炎的位置，就是膝關節，我曾處理過好幾位嚴重退化性膝關節炎的女性，她們都有體重過重的情況，這時我會建議先戒糖，並增加能強化股四頭肌的核心訓練，體重減輕後，膝關節疼痛的情況通常也會改善許多。

2.定期運動：有一些對關節不錯的低強度運動，如游泳、騎自行車、走路等，都有助於增強關節周圍的肌肉，並提高關節靈活度。另外，訓練股四頭肌的棒式核心運動，對於大腿肌肉的維持、關節的穩定也很有幫助。有位我認識的骨科醫師都會建議來找他看診的退化性關節炎病人做股四頭肌訓練，一段時間後，本來要開刀的病人，約有30%不再需要開刀，可見加強股四頭肌的運動對強化關

節非常重要。

3. 保護關節：平時就要避免關節過度使用或重複受壓，舉起重物或執行體力任務時，也要盡量使用正確的方式。如果關節不太舒服，可借助護具保護，避免關節過度使用。當關節不舒服時就要休息，不要堅持繼續運動，也要避免上下樓梯，減少再次受傷的機會。

4. 均衡飲食：平常就要多攝取富含抗氧化物的食物或營養，如薑黃、富含Omega-3的脂肪酸等。雖然現在很流行膝關節保健食品，如軟骨素、二型膠原蛋白UC2、葡萄糖胺、啤酒花萃取物等，但我建議還是多從平日飲食中攝取能抗發炎的食物。

5. 尋求專業醫療協助：當疼痛狀況已經影響日常生活，請尋求醫療協助，進行適當的治療，包括止痛藥物、物理治療，或者一些增生療法，如施打高濃度葡萄糖、PRP，現在也有人開始研發所謂的幹細胞療法。如果情況已經很嚴重，醫療人員可能會建議進行手術治療。

　　有好的關節，才能好好活動身體，所以，請務必維持肌肉骨骼的質量與力量，讓抗老之路走得更順暢。

第 10 章

大腦與老化

在功能醫學門診中,常可見到年長患者有早期認知功能損傷而不自知,最後演變成失智,讓人不勝唏噓;同樣的,年紀漸長後,因為失去親友的悲傷與社會關係的變化,也極可能導致憂鬱症。而失智與憂鬱這兩種大腦疾病,又會與身體健康互相影響,讓老年的生活品質進入一個惡性循環。

失智症

依據國際失智症協會(ADI)2019年全球失智症報告,全球估計有超過5,000萬名失智者,預計2050年將成長至1億5千2百萬名,平均每3秒就有一人罹患失智症。而在台灣,依據內政部最新人口統計資料及台灣失智症盛行率推估,2022年底台灣失智人口已經超過32萬人,整體失智人口占全國人口1.24%,換言之,每80人就有1人是失智者,所以保養大腦是刻不容緩的課題,也是抗老非常重要的關鍵。

失智症的10個常見症狀

依據發展進程,失智可分為初期、中期、晚期,以下為10個常見症狀。

1.記憶變差:年紀增長,記憶力本來就可能變差,但如果忘記的頻率增加,或是記不清楚近期事物,比方說忘記今天的日期、忘記東西放在哪裡,就要特別注意。

2.言語表達能力退步:說話不如以前流暢。曾有位女性患者來找我看診,說自己常常頭暈,我請她多描述一點,卻發現她無法清楚表達,後來幫她安排電腦斷層,發現是梗塞性腦中風,導致血管型失智,影響了語言功能。

3.個性或情緒出現變化:變得易怒、多疑、猜忌,或是孤僻、猶豫不決。當然這些改變也可能是因為更年期荷爾蒙變化,或大腦額葉出現狀況所致。

4.迷路:住家附近的街道、車站等原本很熟悉或常去的場所,卻開始迷路,或忘了那裡是什麼地方。

5.妄想:胡思亂想一些不曾發生的事,例如懷疑伴侶不忠、兒女不孝、鄰居偷東西等,甚至因此找對方麻煩,與人爆發衝突。

6.行為異常:重複相同動作,如把東西收起來又拿出來,或是重複問同樣的問題。有時會坐立不安,成天往外跑,但回來又忘記路。

7.視幻覺:看到不存在的東西或動物、昆蟲等,如看到過世的親人,或天花板出現蛇、冰箱裡有蟲等。

8.睡眠障礙:晚上不睡覺,到處走來走去,導致日夜顛倒,睡眠節奏大亂。

9.飲食問題:已經吃過午餐卻完全忘記,還要再吃,或是吞嚥變得

不順暢。

10. 生活能力下降：穿衣服時猶豫不決，一下穿長袖，一下穿短袖，或是計算能力下降、備餐時間變長等等。

　　偶爾的記憶衰退，特別是與老化或壓力有關的記憶衰退很常見，並不一定表示患有失智症，也並非有一項症狀就是失智，但當記憶問題持續或惡化，特別是伴隨其他認知或行為變化時，就要特別留意，或諮詢神經科醫師進一步確認。

失智症的致病原因

　　講到失智，可能大家會馬上聯想到阿茲海默症。所有失智症都是阿茲海默症嗎？事實不然。阿茲海默症大約占失智症的60%左右，其他還有血管型失智症，及較少聽過的路易氏體失智症、額顳葉型失智症等，至於罹患的是哪種類型的失智，則要由神經內科醫師來判斷。

　　占比最高的阿茲海默症，可能與遺傳有關。主要致病原因有兩個，一個是患者大腦細胞中出現異常的乙型類澱粉蛋白（amyloid β, A β）堆積，它會破壞神經細胞，加速病變。第二，如果神經細胞裡的濤蛋白（tau protein）過度磷酸化，會導致神經纖維糾結，這些微膠細胞（神經膠細胞的一種，存在於大腦和脊髓中，主要功能是支持和保護神經元）在因應發炎時，可能為了清除戰場而過度反應，最終毀了腦細胞，最後思考就開始出問題，記憶力喪失，這就是阿茲海默症。

　　血管型失智症則是因為高血壓、高血脂、高血糖、腦血栓、腦出血等血管因素，造成大腦組織缺氧、發炎、細胞退化萎縮所導

致。相較於阿茲海默症與遺傳有關，無法預防，血管性失智症絕對能預防，因此想抗老，請務必好好控制血壓、血脂、血糖，注意生活型態，如此，至少能減少20～30%的血管型失智症機率。

我曾親眼看到一位男士，因為忽略血糖、血壓的控制，歷經小中風，接著人格大變、易怒、到處花錢買春、買成藥、與家人失和，最終失智，整個過程只有短短5年時間，非常讓人感慨，當然最痛苦的是他的太太和子女。

失智症的前哨戰－輕度認知障礙

既然失智這麼可怕，站在預防醫學的角度，「輕度認知障礙」（mild cognitive impairment，簡稱MCI）的提早發現及保養，就顯得相當重要。

MCI是健康大腦與確定罹患失智症中間的灰色地帶，用來描述介於正常老年人及失智症患者之間認知功能變化的一個過渡時期。當一個人的知覺感受、記憶力、語言、抽象判斷、數理計算，以及表達事物的能力開始出現狀況時，如果能透過一些方式及早調理，就能讓大腦回到正常狀態，否則可能5年後，有10～15%機會演變成失智症，自己和家人都會更辛苦。

現在，有很多工具都可診斷大腦是否出現MCI，包括認知測試、腦部影像和病史回顧等，在功能醫學診所也會抽血檢測血液中乙型類澱粉蛋白數量，並追蹤調理一段時間，看數值是否改善。另外，國內現在也有AI腦波技術，可以幫助區分是正常的老年性記憶衰退，還是失智症相關的記憶障礙，提早得知是否有失智的風險。

憂鬱症

依據2002年台灣衛生署國民健康局以台灣人憂鬱症量表進行兩萬多人社區人口調查，15歲以上民眾，8.9%有中度以上憂鬱，5.2%有重度憂鬱，尤其年齡在65歲以上者，8.4%有嚴重憂鬱症，奇美醫學中心精神科主治醫師高霈馨也提醒，老年憂鬱症盛行率已高達7～21%，所以老年憂鬱是在抗老路途上不可忽視的議題。

如何自我診斷是否有憂鬱症傾向

不過，並非感覺憂鬱或心情不好，就是罹患了憂鬱症。憂鬱症的發作是有跡象的，大家可以參考下頁的心情溫度計（2009年台大李明濱教授發表），自我檢測目前的身心狀況。在臨床上，醫師需透過詳細問診，才能初步了解一個人罹患憂鬱症的可能。

傳統認為憂鬱症是一種心理疾病，但研究指出，它其實是大腦疾病。主要牽涉到大腦裡的神經傳導物質，與血清素、多巴胺、正腎上腺素等生物胺類物質間的失衡有關。

如果以磁振造影檢查，可發現憂鬱症患者大腦皮質的「背外側前額葉」血流量降低，且與腦部深層掌管情緒的杏仁核連結不佳。但這只是推論，因為我們不可能把患者的大腦取出研究，只能從大腦結構的改變來觀察可能的原因。

造成憂鬱症的原因

許多因素都可能導致憂鬱症，包括遺傳、荷爾蒙變化、腦內發炎、腸道菌相改變、重金屬中毒、營養失衡、酗酒、毒素、心理創

心情溫度計

	完全沒有	輕微	中等程度	嚴重	非常嚴重
感覺緊張不安	0	1	2	3	4
覺得容易苦惱或動怒	0	1	2	3	4
感覺憂鬱、心情低落	0	1	2	3	4
覺得比不上別人	0	1	2	3	4
睡眠困難，譬如難以入睡、易醒或早醒	0	1	2	3	4
有自殺想法	0	1	2	3	4
總分					

評分說明：

6分以下	一般正常範圍
6〜9分	輕度情緒困擾，建議找家人或朋友談談，抒發情緒
10〜14分	中度情緒困擾，建議尋求心理諮商或接受專業諮詢
15分以上	重度情緒困擾，需高度關懷，建議尋求專業輔導或神經科治療

表格來源：2009年台大李明濱教授發表

老年讀者也可以參考衛福部發表的「老年憂鬱症量表（GDS-15）」來評估自己的憂鬱程度（https://www.depression.org.tw/detection/index_06.asp）

傷、內分泌失調等。我在幫某些患者做重金屬檢測時，常發現現代人體內汞、鉛有偏高情況，而汞也可能與憂鬱有某種關聯。

之前的COVID-19流行後，出現一個名詞叫長新冠（long COVID），亦即有些人感染COVID-19後，會出現腦霧（brain fog）的情況，這種腦內發炎也可能導致憂鬱。

此外，過去的心理創傷也可能導致憂鬱，有很多人的憂鬱便是來自原生家庭的掙扎與糾結，我在分析憂鬱症患者的情緒時，常需要回溯過往，找出問題源發自哪裡。很多幼時的不愉快經驗會持續放大，這些不愉快的衝突可能來自家人、兄弟姊妹、同儕、朋友或學校、老師等，如果心結一直無法解開，也可能導致成年後出現憂鬱的情況。

我也碰過因內分泌失調引起憂鬱的情況。有一位女性患者因為憂鬱來看診，她說吃了好多抗憂鬱藥都沒有改善，後來我檢測發現她居然是甲狀腺功能低下，補充甲狀腺素後，憂鬱的情況馬上奇蹟式改善。所以，診斷大腦功能退化或是情緒問題時，還是要先了解是不是有內分泌相關問題。

緩解或治療憂鬱症的方法有哪些？

治療憂鬱症時，我不太喜歡叫病人馬上吃藥，但台灣現在就醫非常方便，如果醫師認為是憂鬱症，可能會馬上開立一些抗憂鬱的藥。憂鬱症的藥物治療已經從傳統副作用較高的第一代抗憂鬱劑，發展到第二代，包括百憂解、克憂果、千憂解、美鬱舒等，但還是有其副作用，患者也可能對藥物產生依賴性。

近年來，針對藥物治療效果不佳的患者，也會使用重複性

跨顱磁刺激（repetitive transcranial magnetic stimulation，簡稱rTMS），這是透過暫時性的強力高磁場去引發腦細胞的電流傳遞，調節大腦中的突觸活動，不過這需要相關醫師評估才能執行。

我認為，心理認知行為治療、正念、生活型態調整、營養介入、運動、內分泌荷爾蒙調理、陪伴等，才是治療憂鬱症積極且根本的方法。

我有位患者退休後變得沉默寡言，整天坐在沙發椅上，與家人互動不多，食慾也不好，身體逐漸消瘦，家人以為他得了失智症，帶他來看診。諮詢後我覺得不對勁，再請身心科醫師評估，確定是憂鬱症。我建議使用高劑量營養療法，包括魚油、B群、益生菌、鈣、鎂、維生素D3、DHEA等，並囑咐家人每天陪他出去散步、談心，加上運動，這才讓他逐漸擺脫憂鬱症，不但體重回復以往的數字，家庭與社交生活也恢復正常。

本來要吃憂鬱症藥物的人，經過營養和生活型態調理後，漸漸恢復健康，可見藥物真的不是憂鬱症的唯一治療方式。

越老越容易憂鬱嗎？

老化本身並不會直接導致憂鬱症，但隨著年齡增長，罹患憂鬱症的風險的確會增加。老化與生活變化都可能導致老年人更容易患憂鬱症。其中因素包括：

1.健康問題： 許多人年紀大了，健康漸漸出問題，一下要吃藥，一下要開刀，身體活動也受到限制，生活品質日漸下降，以致漸漸開始覺得悲傷、絕望，最後就可能導致憂鬱症發生。

2.失去與悲傷： 老年人通常會面臨多重損失，如失去伴侶、朋友、

家人,或是退休後生活失去重心,面對悲傷和生活相關變化,都可能引發或加劇憂鬱症。

3. 孤獨與社會的孤立:由於退休、搬遷或失去朋友家人等因素,會導致社會關係發生改變,社會支持減少,進而產生孤獨感與社交孤立感。有些研究發現,老人的孤獨感越重,憂鬱症比例會更高。

4. 生物變化:大腦中的化學變化,如血清素合成慢慢減少,或是荷爾蒙波動,以及慢性疾病等狀況,都可能影響情緒調節,導致憂鬱的傾向。

5. 藥物:老年人經常需要服用多種藥物來治療各種疾病或症狀。如失眠可能會服用抗焦慮的藥物或安眠藥,若是腸道不健康,醫生則會開一些很強的抑制胃酸藥。多種藥物加總起來,可能導致大腦某些健康營養物質傳輸不足,加上藥物本身的副作用,也容易影響情緒或導致憂鬱症狀。

6. 尋求幫助的恥辱和障礙:很多長者認為需要幫助是一種恥辱,因此不想向外求助。這其實是一種心理障礙,拒絕接受幫助也會導致情緒表達出問題,憂鬱症可能慢慢產生。

憂鬱症絕對不是老化過程中的正常現象,雖然悲傷有時是對生活發生變化的自然反應,但持續的悲傷、絕望、對活動失去興趣、睡眠或食慾改變、疲倦或自殘的想法,可能都是憂鬱症的跡象。

如果老年人出現憂鬱症狀,務必向醫療專業人員、諮商師或心理健康專家尋求專業協助。老年人憂鬱症的治療通常包括心理治療、藥物、生活型態調整,以及社會支持,以解決症狀並改善整體健康,憂鬱症改善後,生活品質也可獲得顯著改善。

第 11 章

外表的老化

相較於器官或骨骼肌肉等肉眼不可見的症狀,皮膚及五官的老化,不管是臉上出現斑點皺紋、眼睛老花或聽力越來越差等,因可以清楚感受到,對許多人來說,衝擊應該更大。

皮膚的老化

現在街上隨處可見醫美診所的招牌,顯見這個產業的盛行,加上媒體推波助瀾,即使還年輕,很多人都想去除個斑或嘗試一下各類微整形,可見大家有多麼在乎皮膚老化的問題。在抗老過程中,皮膚的抗衰老確實很重要,但我們不能全然依賴醫美技術的幫忙,而是要了解皮膚老化的原因,盡量避免這些因素才是重點。

年紀增長後,皮膚可能出現的變化

皮膚老化是一種自然過程,代表皮膚受內在和外在因素影響,日積月累所發生的一些特徵變化,其中包括:

1. 皺紋和細紋：當年紀增長，皮膚的膠原蛋白與彈性蛋白會漸漸減少，自然而然失去彈性和緊緻度，導致皺紋、細紋和摺痕的產生。尤其是容易曝曬在陽光下的部位，如臉部、頸部或手部，特別容易產生皺紋。

2. 失去彈性：彈性蛋白流失，皮膚就容易鬆弛、下垂，加上重力把皮膚往下拉，下巴、眼瞼也會下垂，下巴輪廓會漸漸變得不明顯。

3. 變得薄且脆弱：當脂肪和膠原蛋白減少，皮膚就會變薄，也更容易受到瘀傷、撕裂和傷害。此外，有些人因為皮膚過敏，自己隨意塗藥膏，但這些藥膏可能含類固醇，會讓皮膚變薄，血管容易擴張，要特別注意。

4. 膚色和紋理不均勻：老化的皮膚可能會出現紋理不均勻和色素沉積，而產生的斑點、雀斑、老人斑等，都會讓外表的老化看來更明顯。

5. 容易乾燥與粗糙：老化過程中，因為油脂分泌減少和皮膚屏障功能減弱，會讓皮膚變得乾燥、粗糙，也更容易脫皮或脫屑。

6. 血管變得脆弱：老化後血管會變得更脆弱，導致皮膚表面出現蜘蛛靜脈或微血管破裂。

7. 癒合能力下降：皮膚有自我修復與再生的能力，但隨著老化，這種能力會逐漸下降，導致傷口癒合速度變慢，皮膚損傷後恢復時間加長。

8. 產生病變與增生：皮膚老化的過程中，可能會出現良性增生，如脂漏性角化症、皮贅和其他類型的病變。

9. 皮下脂肪減少：隨著皮下脂肪減少，皮膚會開始出現凹陷，特別是在臉頰和眼睛周圍。所以醫美有所謂的填充注射，如施打玻尿

酸等,把皮下組織撐起來,讓皮膚看起來較飽滿明亮。

造成皮膚老化的原因

除了老化會造成皮膚變化,遺傳、陽光照射、生活方式(抽菸、飲食)和環境因素等,也會對皮膚造成影響,進而加速老化。這些因素大致可分為內在和外在兩種,其中外在因素更是皮膚抗老化的一大重點:

1. 內在因素

- 遺傳:遺傳在皮膚老化中扮演了很重要的角色。某些遺傳因素會影響膠原蛋白的產生、彈性和整體皮膚結構,進而影響個人老化的方式。研究發現,有些人的皮膚的確是天生麗質,而且可能整個家族皮膚都較好,正是因為遺傳的緣故。
- 荷爾蒙變化:女性更年期期間,卵巢功能開始老化,雌激素下降後,可能造成皮膚結構和含水量的變化,讓皮膚開始出現一些老化狀況。
- 自然老化過程:如前面所說,因年齡增長,皮膚膠原蛋白和彈性蛋白的生成減少、細胞更新速度減慢,加上油脂產生減少,導致皮膚變得薄且乾燥。

2. 外在因素

- 陽光照射:暴露於陽光紫外線(UV)輻射下,是造成皮膚老化的主要外在因素。紫外線會加速膠原蛋白和彈性蛋白纖維的分解,導致皺紋、細紋、色素沉澱變化和皮膚彈性喪失,所以外出時請做好保護,如撐傘、穿長袖、戴帽子或擦防曬產品。但在此也要提醒大家,過度防曬可能讓身體維生素D3合成不足,導致

老化相關問題，所以塗抹防曬產品時適量即可。

- 環境汙染：接觸汙染物，如香菸煙霧、空氣汙染和毒素，會在皮膚中產生自由基，引起氧化壓力並加速老化。有研究統計，不論男女，只要是抽菸者，皮膚老化速度均會加速。而暴露於空汙如PM2.5，或長期生活於都市或工業區等汙染嚴重的環境下，皮膚老化也會加速。所以除了戒菸，空氣不好卻必須外出時，最好做一些防護措施，如戴口罩、穿長袖等，避免汙染源接觸到皮膚。

- 不良的生活方式：除了前面提到的抽菸，過量飲酒、缺乏必需營養素的不良飲食，以及水分不足等不健康的習慣，均可能導致皮膚過早老化。所以要盡量多吃一些蔬果，戒菸、減少酗酒、多喝水，才能讓皮膚保持在最佳狀態。

- 過度重複的臉部表情：有人會習慣性的一直瞇眼睛、皺眉頭或大笑，重複這些臉部動作，有可能因為時間累積，導致細紋和皺紋形成。不過當然不是要大家不要大笑，而是要多注意自己是否有這些習慣性的臉部動作。如果是因為眼睛不適，常眨眼，建議就醫檢查，找出是否因為乾眼症或用眼過度，當問題解決就不會再一直眨眼，眼周細紋自然不容易產生。

- 睡眠模式：只要睡得好，皮膚自然明亮有光澤。很多研究發現，睡眠欠佳的人，不管是深度睡眠不夠、入睡困難，或夜間頻尿導致失眠，均可能損害皮膚的修復和再生能力，加速老化跡象。

- 壓力：壓力不只會讓大腦和血管發炎，也會破壞荷爾蒙平衡、影響細胞修復機制，進而影響皮膚健康，導致過早老化。

- 護膚習慣不佳：皮膚細胞表面有一層油脂，可以保護皮膚。良好的護膚習慣可減緩老化，但不當的護膚，如過度去角質、使用不

適合皮膚的保養品或不好的清潔用品等，會損害皮膚表面的這層屏障，導致老化。像是很多老人冬天容易出現濕疹，我通常會建議患者洗澡時熱水不要沖太久，也不要用肥皂過度清潔，洗完澡之後要趕快塗抹乳液，讓皮膚屏障可以獲得良好保護，減少冬季濕疹的發生。
- 3C產品的螢幕暴露：除了陽光之外，也要小心藍光對皮膚的影響。長時間暴露在螢幕（電腦、智慧型手機）的藍光下，可能導致皮膚損傷和過早老化。研究發現，長期使用手機，讓藍光太過貼近皮膚，會讓皮膚細紋增加。

了解造成皮膚老化的原因，就能在生活中採取預防措施，讓皮膚更健康。

口腔與牙齒的老化

我們吃下的食物，一定要先經過牙齒咀嚼，才能進入食道和胃。所以談到抗老化，口腔與牙齒的抗老也非常重要。牙齒老化是年長者很容易遇到的問題，若牙齒功能不佳，咀嚼出現問題，就會導致營養吸收不良，並衍生出許多身體問題。

牙齒老化後會出現的症狀

年紀大了不只會掉牙，牙齦和牙齒的顏色也可能發生變化，常見的問題包括：

1.牙齒的磨損：隨著時間推移，牙齒會因長期咀嚼、磨削和食物酸性等因素而磨損，導致琺瑯質變薄、咬合表面變平，或是變得更敏

感。很多人在年紀漸長之後，常覺得不管吃什麼食物牙齒都會酸酸的，就是因為琺瑯質變薄，神經容易受到刺激所致。

2. 牙齦萎縮：牙齒周邊有牙齦和牙周，隨著年齡增長，牙齦可能會萎縮，露出更多的牙根，讓牙齒看來好像比較長，而且更敏感，非常容易受到刺激，甚至牙周也會有感染風險，所以牙齦萎縮也是觀察老化程度的重點之一。

3. 牙齒變色：食用深色食物、喝咖啡、抽菸、吃檳榔或自然老化過程等，都可能讓牙齒變色或染色。另外，琺瑯質也會隨著年齡的增長而變薄，露出底下的黃色牙本質。

4. 齲齒（或稱蛀牙）：隨著年齡增加，唾液分泌減少，加上某些藥物或醫療狀況，也可能增加蛀牙或牙周病的機會。

5. 牙齒脫落：老年人可能因各種原因，包括蛀牙、牙齦疾病或口腔衛生不良，導致牙齒脫落，造成咀嚼力下降。

預防牙齒老化的方法

有一口好牙非常重要，想預防牙齒老化，重點包括維持良好的口腔衛生習慣和選擇健康的生活方式，包括：

1. 刷牙和使用牙線：每天用含氟牙膏刷牙兩次，並使用牙線清除牙菌斑和食物殘渣。我父親生前，即使已經96歲，仍有一口好牙齒，甚至連牙醫師都說，父親是他看診過的老人家中，牙齒維持得最好的。因為我父親非常重視牙齒的保健，每餐飯後都刷牙，而且每天都會使用牙線清除牙間縫隙的殘渣一到兩次。

2. 定期檢查牙齒：建議每6個月讓牙醫師洗牙並檢查牙齒一次，看看是否有牙周或齲齒問題，及早發現及早處理，尤其是50歲以上

的朋友更要如此。

3. 均衡飲食：均衡攝取蔬果，並增加鈣質的攝取，有助於整體口腔的健康。很多研究發現，多吃蔬食的人，因為較常咀嚼纖維，可以減少牙菌斑的生成。而多補充富含鈣質的食物，例如鮮乳、優格、起司、優酪乳、黑芝麻、豆干、深綠色蔬菜、小魚等食物，對於加強牙周的骨質密度很有幫助。

4. 減少含糖和酸性食物的攝取：減少食用含糖和酸性食物、飲料，可避免蛀牙和琺瑯質腐蝕。糖對身體是毒，對牙齒也是，如果吃完甜食又不漱口、刷牙，牙菌斑會快速增生，造成齲齒。除了甜食以外，另一種會對牙齒造成傷害的食物是酸性食物，我有一位女性患者，為了養生每天喝蘋果醋，但喝完後卻不漱口，長年下來，本來就不太好的牙齒，琺瑯質被酸性物質腐蝕得非常嚴重。

5. 戒菸：抽菸的壞處在第6章已經談了許多，如果你有吸菸習慣，還想抗老，可謂緣木求魚。除了對身體不好，吸菸也會導致牙齒變色，並引發牙齦疾病和其他口腔健康問題，若想維持口腔健康，請務必戒菸。

6. 使用氟化物口腔清潔產品：使用含氟化物的牙膏或漱口水，可以強化琺瑯質並防止蛀牙。

7. 解決磨牙症：夜間磨牙可能是情緒、壓力或遺傳等問題導致，請務必跟牙醫師討論夜間是否戴上咬合板，避免磨牙損傷，或是睡前吃一些富含鎂離子的食物或補充劑，讓睡眠時更加放鬆，解決磨牙問題。

8. 適量飲水：喝大量的水可以保持口腔濕潤並維持唾液分泌，減少齲齒發生的機會，也有助於沖走食物殘渣，抑制口腔裡的壞菌。

透過以上方式維持良好的口腔衛生習慣，可以大幅減少因老化產生的牙齒問題。擁有一口好牙，不光只是外觀漂亮，還能充分咀嚼食物，吃下的食物也較容易消化吸收，對促進健康非常重要。

吞嚥功能的老化

咀嚼吞嚥這個動作看似平常無奇，當年紀漸長時，卻可能變得不再容易。有些老人家因為咀嚼無力，無法咬食物，而影響到食慾，吞嚥時也很容易嗆到。

造成吞嚥障礙的原因

除了自然老化的影響，潛在健康狀況和藥物使用都會造成吞嚥障礙，以下是影響吞嚥的幾個主要原因：

1. 肌肉無力和萎縮：隨著年齡增長，肌肉質量和力量會自然下降（參見第9章），其中也包括負責吞嚥的肌肉，如喉嚨（咽肌）和食道的肌肉。當吞嚥肌肉減弱，就會影響有效吞嚥所需的協調運動。

2. 神經敏感度下降：有時我們覺得吞嚥並非一種特意的行為，好像是在無意識間就把食物吞下，這是因為口腔內有自然的神經感受機制，讓吞嚥可以自然而然發生。老化會導致檢測口腔和喉嚨感覺的神經敏感性下降，以致吞嚥反射延遲或不充分觸發，讓整個吞嚥過程更具挑戰性，可能不小心就嗆到氣管，或讓食物跑到鼻腔，這都是吞嚥感覺能力下降的症狀。

3. 唾液腺的變化：唾液腺包含腮腺、下頜下腺與舌下腺，這些分泌口水的腺體會隨著老化漸漸萎縮，影響唾液的產生和成分。唾液

分泌減少可能導致口乾，使咀嚼和吞嚥食物變得更加困難。

4. 牙齒脫落： 當老年人牙齒脫落、變少，就會影響咀嚼意願，進而造成吞嚥困難。

5. 食道結構發生改變： 食道介於口腔和胃之間，食道肌肉為平滑肌，可以透過蠕動來推送食物進入胃。老化可能導致食道的結構和彈性發生變化，進而影響有效運輸食物的能力，讓食物無法下到胃，漸漸也會影響吞嚥的意願。

6. 神經肌肉的協調受影響： 老化也會影響吞嚥相關肌肉與神經之間的協調性。當這一系列神經的協調性受損，可能導致食物從口腔轉移到胃的過程發生困難。有些腦中風的患者因為神經肌肉受損，吞嚥困難，容易嗆到氣管導致吸入性肺炎，因而必須放置鼻胃管。

7. 健康狀態的變化： 老年人更可能罹患導致吞嚥困難的疾病，例如神經系統疾病、胃食道逆流（GERD）或慢性疾病。

8. 藥物的使用： 老年人經常服用多種藥物，其中一些藥物可能導致口乾，如某些降血壓藥或安眠藥、抗憂鬱藥等，會導致唾液分泌減少，讓吞嚥功能降低，治療過敏的抗組織胺也會導致口乾，影響吞嚥。

　　如果吞嚥功能很好，對於抗老化當然大有幫助，因為吃下的食物可以完整進入胃中，有助於消化與吸收。老化過程中若出現吞嚥困難，請務必尋求專業醫師的協助。首先可以去看耳鼻喉科及腸胃內科醫生，排除咽喉腫瘤或食道的問題，之後則可尋求復健科的協助，復健科有專門治療吞嚥困難的復健師，稱為語言治療師，可透過訓練來幫助患者恢復吞嚥功能。

眼睛的老化

說到眼睛老化，大家通常會想到老花眼，事實上，隨著年齡的增長，不只老花，眼睛還會發生其他變化，常見的眼睛老化問題包括：

1. 老花眼：由於水晶體硬化，加上睫狀肌收縮減弱，而導致眼睛聚焦能力逐漸喪失，通常在40歲左右變得明顯，讓閱讀或執行近距離任務變得困難。此外，現代人因為3C產品使用過度，以致很多人的眼睛從30歲開始就輕微老化。

2. 白內障：這是由於眼睛水晶體混濁，導致視線變得模糊，通常會隨著年齡的增長而發展，可能需要透過手術置換水晶體。

3. 眼睛乾澀：這與淚液分泌有關。淚腺分泌量會隨著年齡的增長而減少，導致眼睛乾澀、刺激和不適，讓眼睛有砂礫感或灼熱感。

4. 老年黃斑部病變：簡稱AMD（age-related macular degeneration），是老年人視力喪失的主要原因，會影響黃斑部（視網膜的中央部分），導致視力模糊或扭曲，尤其在視野中心。導致老年人AMD的原因與糖尿病、血液循環、動脈硬化、營養不足或光線刺激等問題有關。對眼科醫師來說，黃斑部病變預防重於治療，因為一旦黃斑部出現病變，雖然有眼內注射等方式可以治療，終究無法完全復原。

5. 青光眼：當眼壓上升，會慢慢導致視神經受損，嚴重則會失明。所以當你的眼壓過高，有不明原因的頭痛、看東西覺得視力模糊、眼睛有脹脹感，請至眼科診所測量眼壓。如果確定為青光眼，治療上會先讓眼壓下降，持續追蹤，否則眼壓持續上升，對視神經是一

大殺手。

如何預防眼睛的老化

面對這些與老年性的眼睛問題，可以採取以下方法加以預防，千萬不要等到眼睛真的看不見時才懊悔。

1.定期眼睛健檢：如果有眼睛乾澀、視力不好等問題，請務必就醫檢查，如果目前沒有眼睛相關困擾，還是要定期檢查眼壓、黃斑部、水晶體等，及早發現，及早處理。

2.健康飲食：研究發現，富含抗氧化劑的營養素，如深綠色、黃色和綠色蔬菜都是很好的食物，因為裡面含有胡蘿蔔素、維生素A、C、E，還有玉米黃質（zeaxanthin，葉黃素的異構體）和葉黃素，另外，魚油裡的Omega-3脂肪酸DHA也有助於眼睛保養。這些營養素都能支持眼睛健康，並降低某些眼部疾病的風險。

現在很多人都會補充葉黃素來保護眼睛，但我自己的研究發現，抽血檢測後，很多人體內並不缺乏葉黃素，所以補充葉黃素到底有沒有用？答案其實是個問號。我反而發現，許多人體內缺乏的是保護眼睛的維生素A，所以建議可以補充富含胡蘿蔔素的食物，如胡蘿蔔、南瓜等紅色或黃色蔬菜，幫助維生素A的形成。另外，富含花青素的莓果類等，對眼睛視網膜等的保養也很重要。

3.在戶外活動要戴上太陽眼鏡：紫外線進入瞳孔後，會破壞水晶體，導致白內障，也會造成AMD，所以從事戶外運動時，如登山、跑步等，一定要戴上可阻擋UVA和UVB的太陽眼鏡。

4.戒菸：抽菸會增加白內障、AMD和其他眼部疾病的風險，戒菸則有益於整體眼睛健康。

5. 注意眼睛安全： 從事可能造成眼睛受傷的活動時，如運動或接觸危險物質，務必戴上防護眼鏡，以保護眼睛。例如騎自行車時，如果風沙非常大，風中夾帶的顆粒或汙染物質會直接衝擊到眼角膜，所以最好戴上護目鏡，避免眼睛直接受損。

6. 監測和管理健康狀況： 如果有三高，包含血糖高、血壓高、膽固醇，都會讓眼底的血管硬化，導致黃斑部病變，對眼睛產生不可逆的破壞。所以一定要管理好糖尿病或高血壓等慢性健康狀況，避免增加眼睛問題的風險。

7. 讓眼睛多休息： 遵循20-20-20規則，無論是看3C產品、讀書或看報紙，每20分鐘就要讓眼睛休息20秒，然後看20英尺（約6公尺）外的遠方，如果有些綠色植物更好，可以讓眼睛較快恢復疲勞。

透過這些預防措施，並定期進行眼部檢查，可以有效保護視力，降低隨著年齡增長而出現的眼部問題。

我有一位患者因為糖尿病導致視網膜病變，後來他很懊悔的說，以前忽略糖尿病和高膽固醇破壞血管的威力，如果可以，他願意用所有財產換回視力。這番話讓我印象非常深刻，所以，我想再次提醒大家，一定要從控制好三高開始，好好保護我們的靈魂之窗，這樣在老化過程中，才能持續用眼睛看清楚這個美麗的世界。

聽力和平衡力老化

耳朵不光是你看到的外在耳殼，耳朵裡的結構，包括中耳和內耳，都牽涉到聽力與平衡力，非常重要。

耳朵和聽力的老化症狀

隨著年齡的增長，耳朵和聽力可能會經歷各種變化，一些常見的耳朵老化問題包括：

1. 老年性聽力退化： 又稱為老年性耳聾，指的是老年性的聽力損失。我不太喜歡用耳聾這個名詞，因為跟老人家說他耳聾了，他會非常不服氣，也很排斥。老年性聽力退化會影響聽到高頻聲音的能力，導致理解言語困難，尤其是在吵雜環境中，老年人可能需要看對方的嘴形才能進行對話。

2. 耳鳴： 耳鳴是指在沒有外部音源的情況下，耳朵中感覺到鈴聲、嗡嗡聲或其他噪音，可能會令人感到煩躁或具有破壞性。這是內耳神經因為退化、循環、藥物等因素，以致傳導出現問題，加上大腦又過度敏感，就會聽到一些嘰嘰嗡嗡的聲音。

耳鳴如果是雙側的，一般來說並無大礙，但如果是單耳耳鳴，請務必就醫諮詢。因為單側耳鳴如果又合併單側聽力下降，可能有一些疾病風險，如鼻咽癌或耳中風。

以鼻咽癌來說，當鼻咽長腫瘤時，耳咽管會發生阻塞，導致中耳積水，進而出現耳鳴和聽力下降。以前有位老先生因為脖子長了一顆東西來看診，檢查後發現居然是鼻咽癌。我問他難道之前沒有感覺單邊耳朵聽力不好嗎？他才承認說，單邊聽力下降已經有3個多月，剛開始鼻咽癌塞到耳咽管，單邊耳朵裡積水產生耳鳴，最後腫瘤轉移到脖子。因為放療和化療對這類病人的治癒率不錯，所以這位老先生的病況已經好轉，但他沒有因為單邊聽力出現問題而提早就醫，實在很可惜。

3. 耳垢堆積： 耳垢在醫學上稱為耵聹。很多上了年紀的人很容易耳

垢變多,進而造成阻塞,影響聽力或導致不適。其實耳垢會自動排出,不需要掏挖,除非耳垢排除能力不好,才會形成耳垢栓塞,無法排出,這時可以就醫,請耳鼻喉科醫生幫忙清除。

4.平衡力下降:內耳中,耳蝸負責控制聽力,半規管則攸關平衡控制。隨著年齡增長,內耳的變化會影響平衡,並增加跌倒或頭暈的風險。不過,並非所有頭暈都與內耳有關,如果你看東西時,覺得眼前事物天旋地轉,可能與內耳問題有關;如果覺得頭暈,但眼前事物並不會轉動,則較可能是腦部退化,如果是更嚴重的症狀,如昏厥、失去意識又醒來,則可能是心臟或腦部血氧的問題。

5.聲音定位困難:當我們走在路上,聽到後方車子的喇叭聲時,即使不回頭,在正常情況下也能判斷車子是從左邊還是右邊靠近,如果必須回頭看才能確定車子的位置,就可能是聲音定位有困難。老化會降低確定聲音來源方向的能力,難以準確定位聲音來源。

6.耳朵結構改變:耳朵的結構,包括耳道和鼓膜,可能會隨著年齡增長而變化,影響聽力,或容易感染,如耳道變狹窄、耳膜變薄,這時就很容易有黴菌之類的感染。

如何預防耳朵老化可能產生的問題

知道老化後可能面臨的耳朵問題,我們有什麼預防的辦法呢?

1.定期聽力檢查:現在很多健檢中心的檢查項目都包含聽力檢測。及早發現聽力的變化,對耳朵的保養非常重要,找出聽力退化的原因,才能對症治療。

2.保護耳朵:最好盡量減少接觸太大的噪音,如果工作場域比較吵雜,一定要戴上耳塞或耳罩,防止聽力受損,因為內耳受損是無法

復原的。另外,若身處高粉塵或高金屬屑的環境,也建議戴耳塞,以免這些物質跑進耳朵,造成傷害。

3. 注意耳朵的衛生清潔:其實耳垢真的不需要挖,更不要用棉花棒去清潔,因為棉籤反而會將耳垢推入耳道深處,棉花棒的頭也可能掉進耳道中,造成麻煩。我也常看見許多習慣掏挖耳朵的人,因為耳道壁較薄,反而越掏越癢,越癢越掏,形成惡性循環。如果真的覺得有耳垢,可尋求耳鼻喉科醫師的專業協助。

4. 健康的生活方式:運動與均衡飲食,除了可促進整體健康,也會對耳朵健康產生積極影響。魚類富含Omega-3脂肪酸,若能長期攝取,可以有效減緩聽力下降與耳鳴現象,因為健康的油脂可以讓大腦神經與耳神經、聽神經產生抗發炎的效果。

5. 積極健康管理:平時控制好糖尿病或心血管疾病等潛在健康狀況,這些疾病會影響耳朵健康,並導致某些與耳朵有關的問題。如耳中風很常發生於高膽固醇、高血壓、高血糖的病人身上,這是因為支配耳朵的血管阻塞,導致耳朵聽力突然消失或嚴重暈眩。我的一位企業家患者某天早上起床時,突然覺得右邊耳朵聽不清楚,因為他長期有高膽固醇及高血壓,我判斷應該是血管阻塞導致的耳中風,積極治療後,他的聽力雖然無法回到百分之百,但至少回復了70%。

6. 避免接觸耳毒性物質:耳朵的神經非常敏感脆弱,對於可能具有耳毒性(即可能引起耳內組織、聽平衡神經的功能喪失或細胞損壞),會傷害耳朵、影響聽力的藥物或物質,請務必謹慎。例如,出現感染時,醫生可能會打抗生素,其中氨基配醣體(aminoglycoside)這類廣效型抗生素確實對耳朵神經具有殺傷力,

還有一些抗結核菌藥物或化療藥物，都可能傷害耳神經，使用這些藥物時，請多加留意耳朵情況，如感覺聽力有問題，請及早做聽力檢查，及早治療。

7. 平衡練習： 內耳與平衡有關，平時可以多做一些能促進平衡、穩定性和協調性的運動，以降低跌倒或頭暈的風險。例如金雞獨立這個動作，能讓耳朵的平衡神經較活躍，讓你不容易跌倒。記得兩腳要輪流做。

透過這些預防措施，加上在需要時尋求專業指導，可以幫助保持耳朵健康，並管理老化過程中的耳朵和聽力變化。最後再提醒，當聽力真的出現退化，醫師認為你需要戴助聽器時，千萬不要排斥拒戴，因為有研究發現，當耳神經退化，如果不戴助聽器，放任耳朵聽力漸漸消失，大腦也會跟著退化。戴上助聽器，可以減低腦神經退化的機會，這個道理很簡單，就如同鍛鍊肌肉的用進廢退，當腦神經越常聽見外界的事物，就會越被活化；當腦神經聽不到外界的事物，功能就會封鎖起來，越來越退化。

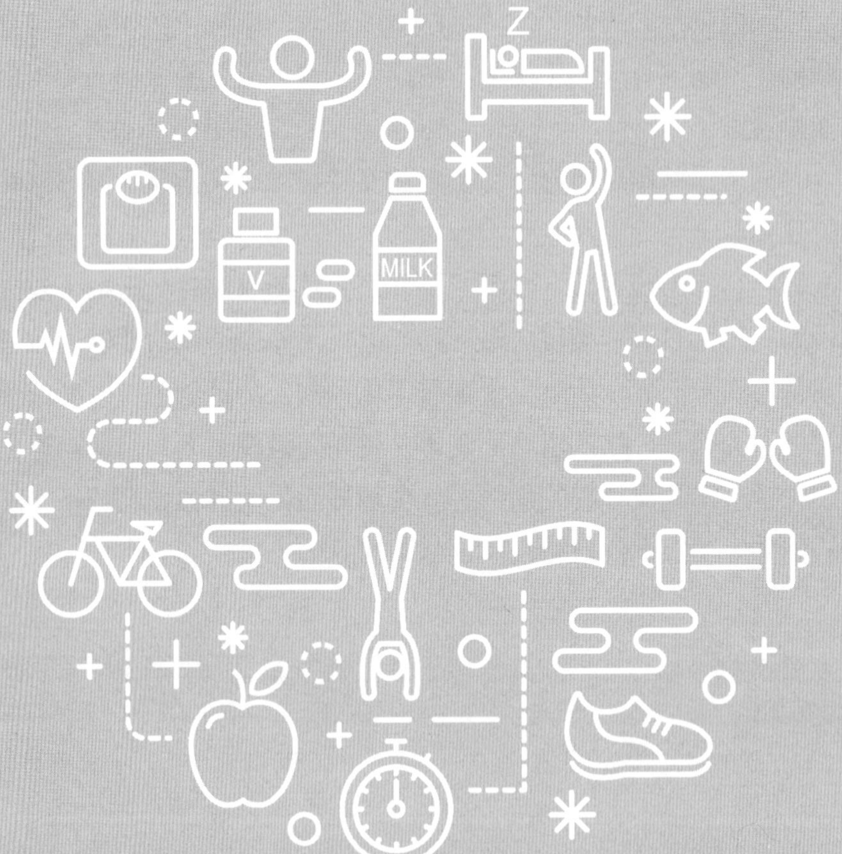

第 3 部

每一天的抗老行動

我們雖然無法抵抗老化，
卻可以透過飲食、營養、睡眠、運動、排毒、冥想，
以及與人互動，調整生活型態，
以輕鬆愉悅的心情，
積極迎接「百歲時代」的來臨。

第 12 章

飲食抗老

飲食是抗老的第一步,也是最重要的一步。抗老飲食包含許多面向,不同的飲食型態也會對健康造成不同的結果,我建議大家從每日三餐開始,實踐抗老行動。

⏱ 養成抗老飲食好習慣

這樣吃,老得快

某些飲食習慣可能會加速老化,也對整體健康產生負面影響,了解後就能趨吉避凶。可能加速老化的不健康飲食習慣有以下8種:

1. 高糖攝取: 高糖對身體的壞處前面已經多次提及,但因為太重要了,所以放在第一點再次提醒。研究發現,飲食中含大量添加糖,如含糖飲料、糖果、糕點和加工食品,可能會導致糖化,產生糖化終產物,這個化合物會破壞體內的蛋白質和脂質而導致老化,同時也會造成很多問題,包括血管硬化、胰島素阻抗等。

2. 過多加工食品： 這些食品通常含有不健康的反式脂肪、過高的鈉、精緻碳水化合物和防腐劑，會促進體內發炎，也會增加自由基，加速老化過程。

3. 不健康的脂肪： 攝取過量不健康脂肪，尤其是油炸食品、烘焙食品、加工零食，其中的反式脂肪與飽和脂肪，可能會導致發炎，並增加心血管疾病的風險。其他如臘肉、火腿、培根、香腸等加工肉品，也一樣會加速人體老化。

4. 抗氧化食物攝取太少： 水果、蔬菜、堅果和種子均含有大量抗氧化劑，若攝取過少，會限制人體中和自由基的能力，導致氧化壓力增加，容易發炎，增加老化和各種老年性疾病的風險。

5. 水分攝取不足： 喝水太少會導致脫水，影響皮膚彈性和整體水合作用，加速老化跡象。另外也會影響大腦認知功能，加速大腦退化。

6. 過量飲酒： 過量飲酒會導致脫水、營養缺乏、肝損傷（如脂肪肝、酒精性肝炎）和氧化壓力，可能加速老化，影響身體健康。

7. 飲食不均衡： 飲食中若缺乏維持正常身體功能必需的營養素和微量元素，也會加速老化。在功能醫學診所可以透過檢測，確認維生素A、C、E、Q10、鐵、鈣、鋅等是否缺乏，另外，如果你只愛吃肉類和澱粉，很少吃蔬菜水果，營養素肯定不夠均衡。

8. 來自包裝或加工食品的毒素： 環境荷爾蒙塑化劑、加工食品裡所含的毒素，或是來路不明中草藥所含的重金屬等，都會加速身體老化。2024年3月，含致癌物「蘇丹紅」的辣椒粉在全台各地流竄，或是2014年的餿水油（地溝油）事件，以及2018年中國奶粉添加三聚氰胺等事件，皆是重要的例子。

這樣吃，老得慢

了解不好的飲食與老化間的關係後，我們也必須知道怎麼吃才能延緩老化，有益的飲食行為和習慣共12種：

1. 均衡飲食： 每天三餐盡量包括各類營養豐富的食物，如蔬菜水果、全穀類、蛋白質（來源盡量選擇瘦肉）、健康脂肪如魚類，以及堅果類和好的乳製品。尤其要增加蔬菜水果，因為其中含有豐富的礦物質、微量元素和抗氧化劑，有助於清除自由基。

2. 注意份量控制： 盡量避免暴飲暴食。可以使用較小的盤子，才不至於吃過量，並傾聽身體的飢餓和飽腹信號。現在有種概念稱為「211餐盤」，就是蔬菜約占兩份，蛋白質占一份，澱粉——也就是碳水化合物占一份，這樣的份量控制也有助於抗老。

3. 規律用餐： 三餐時間最好每天固定，不要今天1點吃午餐，明天變成12點吃，後天又改成11點吃。不規律的用餐習慣，可能影響腸道功能；規律用餐可調節能量水平、預防營養流失，並避免過度飢餓時吃下太多不健康的零食。

4. 多喝水： 有一個簡單公式可以計算一天的適當飲水量，就是體重乘以33。基本上，成年人大概一天需要飲用2,000c.c.的水，足夠的水可支持各種身體機能，如維持腎臟功能，同時也有助於皮膚健康。

5. 正念飲食： 也就是吃飯時要注意正在吃的每一口食物，每一口都細細品味，也盡量不要看手機或電視，仔細意識你身體的飢餓和飽腹訊號，這種飲食方式能促進身體健康。

6. 攝取足夠的水果蔬菜： 各種色彩的水果和蔬菜富含維生素、礦物質、抗氧化劑和纖維，可促進整體健康，降低慢性病的風險。

7.吃健康的脂肪：很多人不吃油脂，覺得對健康有害，其實只要是吃好的脂肪就無須擔心。健康脂肪的來源包含酪梨、堅果、種子、橄欖油和鮭魚等多脂魚類，這些脂肪中的Omega-3或Omega-9，都有助於身體對抗發炎，而且可以維持心臟健康，並提供必需的營養。

8.限制添加糖和加工食品：前面提過，吃太多糖和加工食品對身體有害，請盡量選擇天然食品，並限制含糖飲料和加工食品的攝取。

9.膳食計畫和準備：提前規劃膳食，選擇健康的食材，並盡可能在家中準備，如此更能掌控成分和份量。我知道這對許多上班族來說並不容易，很多人工作忙碌，只能外食，但無論是自己準備或外食，都請記住，每天的飲食是人生大事，所以三餐前不妨花點時間想想：我今天要吃什麼？我今天吃的蔬菜夠嗎？蛋白質夠嗎？澱粉會不會太過精緻化？事前的膳食計畫，可以對身體帶來正向效果。

10.多樣化與適度：盡量享用各種不同的食物，以獲得各種營養素，也可避免飲食單調。不要每天早餐都固定吃飯糰，午餐固定吃排骨飯，不妨變化一下，像是今天吃蔬食，明天吃雞腿飯，後天吃魚等，或是今天吃米飯，明天吃糙米飯，後天吃麵食等。多樣化的食物能讓身體獲得各種營養素，但不管怎麼吃，蔬菜份量一定要夠。

11.仔細閱讀食品標籤：養成閱讀食品標籤的習慣，了解食品的營養成分，知道其中的卡路里、糖、鈉和反式脂肪的含量，才能做出明智的選擇。

12.尋求專業建議：可以根據自己的特定健康需求和目標，諮詢營

養師或醫療保健專業人士，獲得個人化的飲食指導和建議。

斷食與減糖的抗老證據

間歇性斷食的抗老作用

醫學已經證實，有幾個飲食型態可以幫助身體修復或抗老，間歇性斷食（intermittent fasting，簡稱IF）就是其一。

所謂斷食，就是透過減少進食的次數或時間，來控制卡路里攝取，甚至啟動脂肪分解，產生生酮效應，以提供身體所需的能量來源。這樣的飲食方式最終可以降低容易促進發炎的胰島素，提升抗衰老的生長激素。

2019年《新英格蘭醫學期刊》（*New England Journal of Medicine*）的一篇論文整理了間歇性斷食帶來的健康效益，引起世人的廣泛注意。雖然更多研究尚在進行中，目前已有證據可以證明間歇性斷食具有抗衰老作用，包括：

1. 促進自噬作用：自噬是人體清除受損細胞和成分的機制，間歇性斷食能促進細胞的自噬作用，清除受損和老化細胞，幫助細胞的修復和再生，進而減緩老化，並降低相關疾病風險。

2. 減少氧化壓力跟發炎：我們知道自由基與發炎是老化的兩大殺手。間歇性斷食可以減少自由基和發炎標記物引起的氧化損傷，有利於延緩老化。

3. 改善代謝：可提高胰島素敏感性、調節血糖，並且增強代謝功能，這些都能降低罹患第二型糖尿病等代謝性疾病的風險。若遇到患者有胰島素阻抗、血糖控制不佳等問題，我都會請他們嘗試間歇

性斷食，一般來說，血糖都能改善非常多。

4.增加細胞的保護力： 提高細胞承受壓力的能力，從而防止細胞損傷，也會增加身體的韌性及抗壓能力，這點非常重要。

5.促進長壽基因： 一些動物研究證明，間歇性斷食可能會活化某些長壽相關基因，如sirtuins（去乙醯酶）和FOXO蛋白基因，這些基因與細胞修復和長壽有關，能幫助身體抗衰老。

另外，進行間歇性斷食時，因為很長時間沒吃東西，當肚子裡沒有食物，胰臟、肝臟等器官就處於修復期，不需要分泌太多胰島素來降血糖，如此就不容易出現胰島素阻抗，血糖比較平穩，細胞老化速度就會減緩許多，這也是間歇性斷食最顯見的好處。

斷食會影響兩個生化路徑

關於抗老的基礎科學研究中，有兩個最著名的生化路徑常被提及，分別為AMP活化蛋白激酶（AMP-activated protein kinase，簡稱AMPK）和哺乳動物雷帕黴素靶蛋白（mammalian target of rapamicyn，簡稱mTOR），這兩個關鍵的細胞路徑，在調節細胞代謝、能量平衡和細胞對壓力的反應中，發揮至關重要的作用。

AMPK這種酵素是重要的細胞能量感測器和調節器，與細胞能量平衡有關。當細胞中AMP水平（單磷酸腺苷）升高，ATP水平降低時（AMP/ATP比升高），它就會被活化。AMPK活化可增強細胞能量產生的過程（如葡萄糖吸收、脂肪酸氧化），同時抑制能量消耗途徑（如蛋白質合成、脂質合成）。活化的AMPK與長壽有關，被認為可以促進細胞穩定和抗壓力，從而減緩老化過程。

mTOR則是一種與細胞訊號傳遞有關的蛋白激酶，會依據營

養、生長因子和壓力訊號來調節細胞生長、增殖和代謝。當營養素和生長因子充足時，mTOR被活化，能促進細胞生長、蛋白質合成並抑制自噬作用。在一些動物研究中發現，過度的mTOR活性與加速老化、老年性疾病，以及壽命縮短有關。

這兩個路徑看起來有點深奧，但簡單說，就是活化AMPK路徑有助於抗衰老，關閉則容易老化；活化mTOR則容易出現腫瘤、加速老化，關閉後則可抗衰老。

有些研究發現，間歇性斷食會活化AMPK路徑、抑制mTOR路徑。禁食期間因能量攝取減少，會讓AMP與ATP比率增加，從而活化AMPK。AMPK的活化可以增強能量產生、增加自噬並提高細胞抗壓能力，可能有助於抗衰老。而禁食期間由於營養物質利用率和能量攝取減少，可能導致mTOR活性降低，促進自噬作用，減緩與老化相關的細胞損傷。

這一來一往，就能減緩細胞和身體的老化，所以間歇性斷食可以抗老，在生化與細胞理論上的確有其基礎。

血糖控制藥物二甲雙胍與抗老的關聯

二甲雙胍（metformin）是一種廣泛用於治療第二型糖尿病的老藥，但是因其潛在的抗衰老機制被發現而受到關注（*Front Endocrinol* 2021; 12: 718942）。其潛在抗衰老作用的一些機轉包括：

1. AMPK活化：二甲雙胍會活化AMPK，可增強細胞能量產生、增加葡萄糖吸收並促進粒線體功能（*Curr Opin Cell Biol*, 2015;33:1–7）。

2. 減少慢性發炎：目前觀察到二甲雙胍透過減少促發炎分子的產生，而具有抗發炎特性。

3. 改善細胞抗氧化力： 二甲雙胍可以透過增強細胞對氧化壓力的防禦能力，減緩細胞老化的速度。

4. 增強自噬： 一些研究顯示二甲雙胍可能會刺激細胞自噬，清除受損或功能失調的細胞。增強的自噬作用有可能改善細胞品質，並減少與老化相關的受損分子的累積。

5. 對粒線體功能的影響： 二甲雙胍可增強新粒線體的形成，並提高其產生細胞能量的效率。

但是二甲雙胍與任何藥物一樣，可能會有不同程度的副作用，包括：

1. 胃腸道問題： 包括腹瀉、噁心、嘔吐、腹部不適和口腔有金屬味。可從較低劑量開始，再逐漸增加，有助於減少胃腸道副作用。

2. 低血糖： 雖然二甲雙胍單獨使用時，通常不會引起低血糖，但與其他降低血糖的糖尿病藥物一起服用時，則會增加低血糖的風險。

3. 乳酸酸中毒（罕見）： 雖然罕見，但乳酸酸中毒是與二甲雙胍相關的嚴重副作用，這種情況在腎臟或肝臟受損的人，或患有可導致血液中氧氣水平降低的疾病中更為常見。

4. 維生素B12缺乏： 長期使用二甲雙胍可能導致維生素B12吸收減少，可能需要定期監測維生素B12水平並進行補充。

對二甲雙胍潛在抗衰老作用的研究正在進行中，我們需要更多研究來充分了解二甲雙胍幫助人類抗衰老的長期效果、安全性和有效性。

「mTOR抑制劑雷帕黴素」真的可以抗老嗎？

前面提到，實施間歇性斷食可以抑制mTOR路徑，有助於抗

衰老，因此就有人把腦筋動到mTOR抑制劑雷帕黴素（rapamycin）上，認為此藥物「應該」可以抗衰老！

1964年一支加拿大探險隊來到智利的復活節島（Rapa Nui），進行為期三個月的調查，當時隊伍從復活節島帶回兩百多個土壤樣本，加拿大的藥廠實驗室研究員進一步分析後，發現了一種新的抗真菌化合物，並將這種新藥以復活節島命名為「Rapamycin」。

經過多年的研究後，1999年美國食品及藥物管理局（FDA）核准了雷帕黴素作為免疫抑制劑，接著學者又發現其衍伸物可作為淋巴癌、腎臟癌、乳癌等特定癌症病患的標靶藥物。2009年的老鼠實驗發現，雷帕黴素有延長老鼠壽命的效果，可使老鼠的壽命延長9％到14％（*Nature*, 2009; 460: 392–395）。

更有趣的是，研究也發現，雷帕黴素可以抑制哺乳動物細胞生長，有助於預防慢性發炎並清除受損細胞，可能延緩老化。所以這些年有越來越多美國人自己買這種藥來吃，把雷帕黴素當作保健食品，認為可以延年益壽，吃了就能多活幾年。但有一篇研究分析了333位將雷帕黴素用作「保養抗老」的人，並未發現雷帕黴素可以明顯延長壽命，反而有少數會嘴痛，或是發生黴菌感染，但是認為此藥可以改善眼睛痛、胃痛、焦慮、憂鬱、降低COVID-19感染後的症狀嚴重程度（*GeroScience*, 2023/10; 45: 2757–2768）。在我看來，要用此藥物來抗老，或許還不是那麼可行。

低醣飲食可以降低胰島素阻抗，帶來健康

至於減醣，則是將一天的碳水化合物攝取比例從原本的50～60％，降到40％，甚至是30％、20％，說得明白些，就是所有精

製糖都不碰，澱粉攝取減少，如此一來，無形中便解決了糖和澱粉過量攝取的問題了，當然對於高血糖、高血脂、肥胖或脂肪肝等問題也會有所改善。

以下是我針對執行低醣飲食的一些重點整理，給大家參考：

1. 減醣飲食並非完全不吃澱粉，可以運用之前提到的211餐盤概念，每一餐的澱粉占1/4，蛋白質占1/4，蔬菜占一半，就是基本的減醣飲食。

2. 精製糖飲料、甜點，能少吃就少吃。 如果有聚餐，喝一點含糖飲料或吃一小塊蛋糕無妨，除此以外就盡量不要吃。

3. 澱粉以原型澱粉為優，例如糙米飯、五穀米、全麥土司、雜糧饅頭等。

4. 有人覺得既然多吃蔬果好處多，那多吃水果應該無妨，這樣就踩到雷了。 水果要以低GI水果（如奇異果、聖女小番茄、芭樂、蘋果）為優先，一天份量不超過兩個拳頭大小，也盡量不要喝果汁。

5. 攝取足夠的蛋白質。 不管是間歇性斷食或減醣飲食都要注意，不要減了熱量，不小心也減了蛋白質，以致肌肉也減少了。

可以的話，至少4～6個月一次，檢查體脂及肌肉組成，或是抽血看看血糖、血脂肪、肝腎功能的變化，尤其是生酮飲食者，才更能了解自己的健康狀況。

從一週斷食一、兩次開始

目前流行的間歇性斷食法有許多種，如52斷食法（一週有2天只攝取500～600大卡的熱量，其餘5天正常進食）、168間歇性斷

食（將一天的進食時間限制在8小時內完成），甚至是186、1410等斷食法都有人提出。

如果想嘗試，建議可以一週先實施一、兩天間歇性斷食開始，但建議不要持續太久，因為也可能導致總熱量和蛋白質攝取不夠，出現營養不足的情況。另外，許多人較熟悉的168間歇性斷食，可能是中午12點開始吃第一餐，直到晚上8點前吃完第二餐，這個方法有個缺點，就是早餐被忽略了。

雖然可能有些小缺點，但間歇性斷食對抗老化確實有一些輔助的效果。更多的間歇性斷食及其抗衰老作用研究仍在進行中，且目前證據主要基於動物研究和有限的人體試驗，但相信未來會有更多證據，讓我們能更充分了解間歇性斷食對老化和整體健康的長期影響。

我自己主要是遵循「12小時微斷食」概念，早上大約7點鐘吃早餐，12點到1點間吃午餐，晚餐則在晚上7點鐘前吃完，之後就不吃任何東西，只喝水，然後睡覺，直到隔天早上7點再進食，中間大約12小時斷食，所以是「12小時微斷食」。

我一天只吃三餐，三餐以外最多吃點水果，零食甜點幾乎不碰，當然也不吃宵夜，這麼多年來，身形和健康狀況均維持得不錯，生化指標也都良好。

如果你有很多應酬，或是有血糖、肥胖的問題，或許可以偶爾採用168斷食來校正飲食過度的問題，減輕五臟六腑的負擔；如果身體狀況還好，平時不需應酬，也不吃消夜，或許可以採用12小時微斷食的概念。

水量足，有助延緩老化

喝水的好處

喝水這件事對抗衰老至關重要，因為水對各種身體功能有多方面的影響，包括以下幾項：

1. 皮膚健康：脫水會導致皮膚乾燥、不夠豐滿，加速皺紋和細紋的形成，充足的水分攝取有助於保持皮膚水分，讓外觀看起來更年輕。許多女性為了讓皮膚有彈性，會擦很多保濕產品，可是不愛喝水，這是本末倒置，多喝水不僅對皮膚有益，也有助於身體抗老。

2. 細胞水合作用：水是細胞進行一切反應和活動的基礎，能幫助營養物質運輸、排除廢物，維持整體細胞健康。水分充足的細胞會更有能力且更有效的對抗氧化壓力。

3 排毒：水合作用能促進身體自然排毒，體內代謝完的廢物最後會送到腎臟，藉由尿液排出，若喝水不足會影響腎功能，且毒素在體內累積，造成身體損傷，老化也會加速。喝足夠的水有助於排出毒素和廢物，減輕腎臟和肝臟等器官的負擔，讓排毒更順利。

4. 關節與肌肉健康：第9章曾提到，關節裡有所謂的關節液，適當的水可以維持關節的潤滑和緩衝，若喝水不足，關節液的水含量不夠，關節軟骨容易磨損，容易出現僵硬和不適，導致退化性關節炎。此外，水也能支持肌肉功能，充足的水可避免抽筋，整體肌肉收縮力也會比較好。

5. 大腦營養：大腦含水量約75%，腦脊髓液則約99%，若喝水不足，不但不利於腎臟尿液形成，連帶腦部反應也會變慢。2013年英國東倫敦大學（University of East London）做了一項研究，發

現當人口渴喝水後，大腦運作速度會增加14％；也有研究顯示，當我們穿三層衣服騎自行車90分鐘，會出現輕微脫水的情況，大腦皮質也會呈現輕度萎縮狀態，等於老化了1年，不過一旦補足水分，皮質萎縮狀況就能逐漸恢復。

6. 認知功能：充足的水有助減緩與老年性的認知能力下降。其實我們晚上睡覺時，大腦裡的腦脊髓液會幫大腦「洗澡」，所謂洗澡，就是腦脊髓液會一直循環，把腦子裡的類澱粉蛋白等帶走。所以當睡眠不足或喝水不夠時，大腦中的腦脊髓液相對流動不夠，導致清除腦中廢棄物質的效率變差，可能造成認知功能退化，影響記憶力、注意力和整體思維清晰度。

7. 細胞能量產生：充分的水分有助於維持細胞能量水平，並支持新陳代謝，如增加甲狀腺功能，對細胞能量產生有促進效果。

如何正確補充水分

一個人到底要喝多少水呢？前面提過，公式是體重乘以33。如果你的體重是60公斤，一天大約需要60×33，約1980c.c.的水，但一般會直接推估50公斤以上的成年人，一天約需喝水2000c.c.左右。如果夏天天氣炎熱，流汗量較高，則建議以體重乘以40來推估，也就是60公斤左右的人，夏天至少需飲水2400c.c.。

可能有人會問，補水一定要喝白開水嗎？多喝湯，或是喝咖啡或茶不行嗎？其實湯、咖啡、茶，不能完全取代白開水的好處，這牽涉到滲透壓和水的特性。純水才能帶動人體代謝，促進血液的循環與尿液排毒，供給大腦足夠的腦脊髓液流動力。另外，煲湯或濃湯裡可能有高嘌呤與鈉離子，反而會增加血液黏稠度，對身體並沒

有太多好處。

不過喝水雖好,也不能無限上綱,如果一次性喝水過量,可能造成水中毒低血鈉症。一般來說,一次約喝100～200c.c.,如果短時間一次喝下3,000～4,000c.c.,就會造成水中毒。之前曾有新聞,有間公司在春酒時比賽喝水,有位年輕人一口氣喝了約6,000c.c.的水,拿到冠軍,但回到家卻暈倒、抽筋,就是因為水中毒。鈉太低會影響神經功能,血鈉低於130mEq/L,就會開始出現輕度的疲勞感,低於120mEq/L會出現頭痛、噁心、嘔吐症狀,如果低於100mEq/L,甚至可能死亡。

另外,水腫、腹水、心臟衰竭、腎臟病、營養不良或內分泌失調而功能不全的人,反而要限水,不能遵循一天1,000～2,000c.c.的喝水量,而是要依照前一日總尿量加上500～800c.c.來推算。

各種飲料的抗老功能

咖啡有助抗老化嗎?

的確有研究證明,喝咖啡可減少肝臟疾病或第二型糖尿病的風險等。這些好處或許也與咖啡豆有關,咖啡豆由咖啡果經日曬、烘焙而成,充滿了綠原酸等植化素,具有很好的抗氧化效果。咖啡對於抗衰老的潛在好處包括:

1.富含抗氧化劑:咖啡含有豐富的抗氧化劑,如綠原酸和多酚,有助於中和體內的自由基。

2.促進大腦健康:有研究發現,喝咖啡的人罹患阿茲海默症、帕金森氏症的機率較低,可能是咖啡中的咖啡因和抗氧化劑對大腦健

康有保護作用。芬蘭是一個很愛喝咖啡的國家，所以也做過很多咖啡相關研究，其中2009年庫奧皮奧（Kuopio）大學神經部學者在《阿茲海默疾病》(*Journal of Alzheimer's Disease*)期刊發表一篇研究，發現中年喝咖啡的人罹患失智症和阿茲海默症的風險會降低，而每天喝3～5杯咖啡的人，患病風險甚至可以降低65％。

3. 促進肝臟健康：有很多研究證實，喝咖啡有助於改善肝臟功能，促進肝臟解毒，減少肝臟纖維化和肝硬化的風險。我認為這可能與咖啡裡的綠原酸、多酚能活化肝臟的解毒酵素系統有關。

4. 促進代謝：有大型研究發現，黑咖啡可以降低胰島素阻抗，胰島素敏感性增加對血糖代謝有好處，可改善第二型糖尿病。

5. 延緩皮膚老化：研究發現，適度喝咖啡對於皮膚老化細紋和蛋白合成有改善效果，可能有助延緩皮膚老化（*J Cosmet Dermatol*, 2024/1/4.）。

6. 促進身體機能：咖啡中的咖啡因已證明具有興奮作用，可以提高身體功能、耐力和警覺性，這可能有益於老年人維持積極的生活方式。也有些研究發現，喝咖啡能提高運動表現。許多選手在運動前會喝一些含咖啡因的飲料，包括咖啡，對於身體的肌耐力、運動表現和強度等均有正面效益，也能減少運動中的不適和運動後的疲勞感。

　　咖啡雖然有許多好處，但不是每個人都適合喝咖啡，例如某些人喝了咖啡會心悸、心跳加速或血壓升高，這是因為肝臟代謝咖啡因的基因可能有問題，以致產生咖啡因敏感現象。另外，咖啡因的代謝需要時間，有失眠、多夢等睡眠障礙的人，可能就要少喝咖啡，或是早上喝，下午就不要再喝。

有些人會因為咖啡的酸度而感到腸胃不適,出現胃酸逆流或消化不好的情況,有這種情況也要減少喝咖啡。還有些人容易焦慮、有青光眼或甲狀腺功能亢進、骨質疏鬆等,這些人喝咖啡更要節制。此外,咖啡利尿,所以喝咖啡也要記得補充水分。

那到底多少杯是「適度」呢?一般來說,一天最好不要攝取超過300毫克的咖啡因,以美式咖啡來說,大約100c.c.含50～100毫克,所以一天盡量不要超過三杯美式。不過,因為沖泡品質和咖啡豆數量也會影響咖啡因濃度,加上每個人對咖啡因的反應不同,有些人可能更敏感,所以還是需視個人情況而定。

咖啡是多種生物活性化合物的混合體,裡頭的多酚具有抗氧化效果,包括綠咖啡豆(未經烘焙的咖啡豆)裡的綠原酸、焙炒咖啡豆裡的咖啡酸、生物鹼(咖啡因和松果茶鹼),以及二萜類等。但焙炒咖啡豆可能會破壞裡面的活性物質,建議最好喝淺焙的咖啡,另外,喝黑咖啡也比較健康,千萬不要加糖和奶油球(含反式脂肪),加少量鮮奶或無糖豆奶則無妨。

喝茶有助抗老化嗎?

很多關於茶的研究均證實,茶——特別是綠茶,因富含多酚,特別是兒茶素與黃酮類,所以可能具以下抗衰老作用:

1.抗氧化特性:研究發現,茶葉中的兒茶素和黃酮類具抗氧化特性,有助於中和體內的自由基,減少氧化壓力和老化相關的細胞損傷。

2.抗發炎作用:有研究透過發炎指標來觀察喝茶的人,發現其體內的發炎指標如CRP(C反應蛋白)等均下降,認為茶葉有抗發炎

效果。

3. 促進皮膚健康： 有許多研究證實，綠茶萃取物和多酚具促進皮膚健康的潛在益處，可能有助於保護皮膚免受紫外線傷害，改善皮膚彈性，減少皮膚老化跡象。

4. 促進大腦健康： 有證據顯示，茶中的化合物，尤其是兒茶素，可能對大腦健康和認知功能有保護作用，可降低神經退化性疾病的風險。

5. 促進心血管健康： 喝茶，尤其喝綠茶，對心臟健康有正面效果，可能有助於維持血管健康，並降低膽固醇，進而降低心血管疾病的風險。

喝咖啡與茶都有助於抗老化，兩者之間的主要差別在於，咖啡的咖啡因含量較高，所以如果你喝咖啡容易心悸，可以試著改喝茶，心悸的情況會減少許多。

在不同類型的茶中，綠茶含有高濃度的兒茶素和各類茶多酚，特別是表沒食子兒茶素沒食子酸酯（EGCG），具有潛在的抗衰老作用。此外，綠茶也含有類咖啡因茶鹼，但咖啡因含量比咖啡低，更重要的是含有多種胺基酸，包括著名的左旋茶胺酸（L-theanine，添加在很多保健食品裡），因其具有安定大腦的效果，與微量咖啡因一搭一唱的結果，就是喝了茶感覺神清氣爽，又不會過度刺激交感神經而引起心悸或手抖。

茶葉還有另一個好處，就是富含大量纖維。纖維可以作為腸道好菌的食物來源，能有效改善腸道菌相。

部分研究也發現，以抗氧化力來說，綠茶效果最優，半發酵的烏龍次之，全發酵的紅茶則較弱。但這也不代表紅茶或烏龍茶沒有

好處，它們同樣含有多酚、纖維等，一樣有益身體健康。

最後，我還是要不厭其煩的提醒大家，不管喝哪種茶，最重要的是「千萬不要加糖」，不管是幾分糖，最好都不要加。至於泡茶的方式，則要避免過度沖泡，以免出現苦味，也有礙身體獲得所有有益的化合物，一般建議約3～5分鐘即可，第一泡倒掉，第二泡、第三泡可以喝，第四泡就不要了。

喝紅酒有益於抗老嗎？

大家常聽說喝紅酒有助於心血管健康，在討論喝紅酒是否真的有益健康前，我建議大家先問自己一個問題，那就是你到底適不適合喝酒？

想必大家都看過，有些人一喝酒就臉紅，尤其很多女孩子喝完酒後臉微泛紅，看起來好像薄施脂粉，有人覺得還滿可愛的。其實這種「喝酒臉會紅」的情形是亞洲黃種人特有的體質，約每10個人就有四、五位會臉紅。

之所以喝酒臉會紅，主要原因就在乙醛去氫酶ALDH這個酵素。ALDH分為ALDH1和ALDH2，大部分酒精需靠ALDH2這個酵素來代謝，但有將近一半亞洲民族體內的ALDH2基因有變異。當ALDH2產生變異時，無法代謝的乙醛累積在體內，進而全身流竄，造成皮膚微血管擴張、發癢、不適，導致臉紅和宿醉，也有研究發現，日後可能容易造成癌症。

ALDH2變異的人，如果每天攝取14克純酒精，也就是大約2杯紅酒的量，體內致癌物質乙醛的量便會增加，罹患頭頸癌和食道癌的機率會比正常對照組高出50倍，大腸癌和中風的機會也會

增加。

所以，如果你喝酒不會臉紅，那偶爾喝點酒並沒有關係，但如果會，建議最好不要喝。至於喝多少酒算適量呢？我喜歡用美國標準杯的算法，不同的酒精濃度（alcohol by volume, ABV）有不同的標準，「1標準杯」分別為：

- 酒精度為5%（ABV）的普通啤酒，1標準杯是12盎司（360毫升）
- 酒精度為12%（ABV）的葡萄酒，1標準杯是5盎司（150毫升）
- 酒精度為40%（ABV）的烈酒，1標準杯是1.5盎司（45毫升）

如果你的ALDH2基因正常，對男性來說，適量喝酒是指每天不超過2標準杯，每週不超過14標準杯；對女性來說，適量喝酒是指每天不超過1標準杯，每週不超過7標準杯。如果你的基因型有部分變異，就要再減半，若是完全變異，最好的是滴酒不沾。因此，建議有喝酒習慣的人，可以先檢測一下自己的ALDH2。

從抗老的角度來說，現在很多研究發現，喝紅酒不見得對身體有好處，反而會因為飲酒過量，對大腦細胞、神經系統造成損傷，所以我建議，偶爾喝點酒沒關係，但千萬不要酗酒，甚至每天大量飲酒，避免加速細胞老化。

抗老飲食型態大解密

有幾種重要的飲食型態，已被證實在抗老方面具有益處，以下分別說明。

地中海型飲食

說到地中海型飲食（mediterranean diet），相信大家都不陌生，這也是目前最廣受研究，科學證實最健康的飲食型態之一。這種飲食型態可以降低新陳代謝症、控制三高，甚至可以延長抗衰老的基因端粒（詳見第4章）。

所謂地中海型飲食，是指源自於地中海地區，包括希臘、義大利南部，以及西班牙等地的傳統飲食型態，主要食物元素有大量橄欖油、蔬菜、水果、天然穀物、豆科植物、適量魚肉、少量肉製品、適量乳製品，以及少量紅酒。

這類飲食型態的優勢為抗發炎，其中的豐富營養素包含橄欖油裡的單元不飽和脂肪酸，植物裡的維生素與大量纖維，白肉裡的低飽和脂肪、優質蛋白質和礦物質。透過營養豐富的食物、健康脂肪和各種植物性食物，能提供多種維生素、礦物質、抗氧化劑和其他生物活性化合物，共同促進細胞健康、減少炎症，也可能減緩衰老。

我自己下廚也會盡量依照地中海型飲食來料理，我的常用食材與飲食原則包括：

1. 油品： 除了橄欖油外，也使用台灣的苦茶油或酪梨油，這些油品都含有較高量的單元不飽和脂肪酸。

2. 蔬菜： 高麗菜、花椰菜、番茄、洋蔥、地瓜葉、甜椒、菠菜、小白菜、青江菜等，任何在地的蔬菜都很適合。每餐至少要有一碗半的煮熟蔬菜，顏色約兩到三種，如高麗菜加點紅甜椒、綠花椰菜，或是地瓜葉加點香菇或紅蘿蔔等。如果是吃生菜沙拉，蔬菜一定要洗乾淨，避免寄生蟲或病毒的感染。

3. 全穀雜糧：可以選擇糙米、地瓜、南瓜、燕麥、馬鈴薯、義大利麵、藜麥等。澱粉要限制總量，建議不要超過餐盤的1/4，比方說，如果吃一碗白飯再加半顆馬鈴薯，這樣澱粉就過多了。

4. 豆類或豆製品：我很推薦毛豆，另外，豆腐、豆乾、無糖豆漿也是不錯的選擇。

5. 種子堅果類：腰果、杏仁、核桃等都可以，份量大約是每天手握一小把，大約七、八顆的量。

6. 水果：台灣水果選擇很多，芭樂、蘋果、藍莓、木瓜、酪梨、奇異果、柑橘類、葡萄、香蕉等都可以。但要特別強調，水果雖然是好食物，但因甜度高，一定要控制份量，也要少喝果汁，避免血糖震盪。我幫病人監測血糖時發現，只要喝果汁，血糖很容易飆到170 mg/dL 或 180 mg/dL，甚至更高。相對的，如果吃一顆蘋果，血糖頂多上升到120～130 mg/dL左右，可見果汁會讓血糖快速上升。

7. 肉類海鮮：肉類多選擇白肉，如雞肉；海鮮的話，則是鮭魚、鯖魚、秋刀魚、石斑魚、蝦子、貝類等，一週至少吃三次中小型的魚，海魚尤佳。

8. 蛋奶類：如雞蛋、無糖優格等。

9. 天然辛香料：我會用大蒜、薑黃、黑白胡椒、辣椒、迷迭香、薑等來提味，除了保留營養素，也能減少鹽巴、醬油的使用量。

10. 盡量少吃精緻甜點和零食：這點已一再強調，但不是一口都不能吃，而是盡量少吃。

11. 烹調時盡量低溫處理，或油水炒，不要用中式的大火爆炒、煎、炸或燒烤等方式。所謂油水炒，以高麗菜為例，清洗完後先

煮一鍋水，水滾後放入高麗菜，約30～40秒後撈起，再把高麗菜放進炒菜鍋，淋上一些油，然後開中小火炒一會即可起鍋。油水炒的烹調方式，溫度大約在100度左右，無論是使用冷壓橄欖油或初榨橄欖油都非常安全。

得舒飲食

得舒飲食（Dietary Approach to Stop Hypertension，簡稱DASH）一開始是歐美學者針對高血壓族群設計的飲食型態，主要目的為控制血壓，強調食物營養豐富，且已知能對血壓和整體心血管健康產生積極影響的食物。這種飲食也參考了地中海型飲食，但最重要的原則為低鹽、低脂、低飽和脂肪、低膽固醇，搭配高鎂、高鉀、高鈣與高蛋白質、高纖維。我有很多病人遵循得舒飲食後，血壓確實獲得改善。

得舒飲食的原則乍看之下與地中海型飲食有些類似，但還是有些微差別：

1.鼓勵多攝取水果蔬菜：強調食用各種富含維生素、礦物質、纖維和抗氧化劑的水果和蔬菜，這些成分都有助於心臟健康。另外，蔬果裡有很大量的鉀離子、鎂離子，尤其是深綠色蔬菜。鉀與鎂能幫助血管擴張，所以能降血壓。但如果你還有血糖問題，建議減少水果的份量。

2.全穀物：鼓勵食用全穀物，如糙米、藜麥、全麥麵包，而不是精製穀物，如白米飯、白吐司、白麵條。全穀物含有更多的營養素，如維生素B群和纖維，有助心血管健康。

3.優質蛋白質：蛋白質主要是魚、雞肉等白肉、豆類、堅果和種子

等。要限制紅肉與高脂肪乳製品的攝取，如牛排、滷肉飯千萬要少吃。很多人喜歡吃的起司也不行，因為它屬於高熱量、高脂肪的乳製品。

4.選擇低脂乳製品：如果要喝乳製品，盡量選擇低脂品項，以減少脂肪的攝入，但又還能攝取到其中的鈣質，有助血管放鬆。

5.限制鈉的攝取：用香草、香料代替鹽來調味，以減少鈉的攝取，有助於控制血壓。鈉離子吃太多，會讓血壓升高，現在一般建議的鈉離子攝取量是每日不超過6克的食鹽，也就是鈉不要超過2400毫克。可是外食很容易超過，像是吃一碗牛肉麵，其中所含鈉離子可能就遠遠超出一天的限制量。

6.適量飲酒：過量飲酒會對血壓和心臟健康產生負面影響。

總之，得舒飲食最重要就是要有鉀、鎂、鈣、纖維等營養素，幫助血管放鬆，降低心臟病和中風等心血管疾病的風險，推薦給尋求改善血管健康，希望降低血壓和相關併發症風險的人。另外，除了得舒飲食外，高血壓的人也要多喝水，透過排尿，把多吃的鈉排出體外，對控制血壓也有幫助。

麥得飲食

麥得飲食（Mediterranean-DASH Intervention for Neurodegenerative Delay，簡稱MIND diet）也是近年受到廣泛提倡的飲食方式，從英文名稱可以看出，它結合了地中海飲食與得舒飲食。Mind，也就是心智，表示這種飲食能讓你心智更好，所以也稱為「心智飲食」。

這種飲食型態經證實可以有效降低阿茲海默症的發生。2015

年美國芝加哥若許大學醫學中心（Rush University Medical Center）阿茲海默症營養流行病學專家馬禮士（Martha Clare Morris）在《阿茲海默症與失智症》（*Alzheimer's & Dementia*）期刊指出，高度遵守麥得飲食法的人，罹患阿茲海默症的風險可以降低53％，即使只有中度遵守，也可以降低大約35％，引起神經醫學和營養學界的高度重視。

前面提到，麥得飲食是以地中海型飲食，加上可以降低血壓的得舒飲食所彙整出的一種飲食型態，故重點與前兩者飲食型態大致相同，但還是有些微區別。這種飲食同樣強調盡量多吃深綠色蔬菜與不同顏色的蔬菜，也一樣要多吃全穀類、堅果類，一樣使用橄欖油，一樣吃優質蛋白質如豆類、家禽類與魚，並喝少量紅酒。不過喝酒臉容易紅的人還是少喝為妙，以免增加消化道癌症機會。

不同在於，以水果來說，強調要多吃莓果類，因為莓果類如藍莓等，含有很高的花青素，這是很強的植物性抗氧化劑。要減少的則是紅肉、奶油、起司、油炸和精緻甜點，紅肉指的是四隻腳的牛肉、豬肉，也不要吃加工肉品如臘肉、火腿、培根、香腸等，紅肉、奶油、起司和油炸食物含有較高的飽和脂肪，對大腦血管健康有負面影響。精緻甜食就不用說了，過多的糖會造成大腦發炎更是早已確認的。

因為麥得飲食對大腦保護力的研究，現在很多神經醫學中心，包括治療阿茲海默症與其他失智症的照顧中心，都在推廣麥得飲食。如果有家族史風險，不妨盡量遵循麥得飲食，因為能降低53％的阿茲海默症發生率真的很驚人。

蔬食飲食型態

蔬食飲食（plant-based diet）主要以植物為基底，有人可能會直接解讀為吃素。吃素的確是偏蔬食，但台灣的素食還會包含一些加工食物，所以兩者還是有些差別。

以植物為基礎的飲食，和地中海飲食或得舒飲食一樣，都強調水果、蔬菜、全穀物、堅果、種子和豆類，差別在於，蔬食飲食盡量減少或排除動物性產品。有證據表明，植物性飲食可能因下列因素而有助於抗衰老：

1. 富含抗氧化劑：蔬菜、水果、全穀物、豆類等都含有大量的抗氧化劑，如維生素C、E、A、胡蘿蔔素、玉米黃素、葉黃素等。抗氧化劑有助於對抗氧化壓力，可減少老化和老年性疾病風險。

2. 減少發炎：植物性食物具有抗發炎特性，可減少與老化和老年性疾病有關的慢性炎症。有些患者因為自體免疫疾病導致身體發炎，我會請他們採用蔬食飲食1個月，結果發現體內的發炎指數快速下降。

3. 營養密度高：植物性飲食營養豐富，能提供人體必須的維生素、礦物質、纖維和植物營養素，促進整體健康和細胞功能。

4. 好的油脂：蔬食的油脂來源，通常是橄欖、酪梨、堅果、種子等，裡面所含的單元不飽和脂肪酸及Omega-3脂肪酸，具有保護心血管的作用，也能抗發炎。相對而言，如果每天吃紅肉，攝取大量飽和脂肪，血管會快速老化。

有些研究也證實，植物性飲食可以降低心臟病、某些癌症，甚至一些退化疾病的風險。其中，2021年美國一項大型研究，隨機抽樣5,448名美國成年人，針對蔬菜水果攝取量與端粒長度的相

關性進行研究。結果發現,每攝取100克(3.5盎司)的蔬果,端粒會延長27.8個鹼基對,由於實際年齡每增加1年,端粒就會縮短14.9個鹼基對,因此可以證明,不分男女,蔬果攝取每天多100克(3.5盎司),相當於生物衰老減少1.9年。若將蔬果攝取量最高的25%受試者與最低的25%受試者進行比較,細胞老化時間則相差4.4年(*Nutrients*, 2021/5; 13: 1415)。

簡單說,若從染色體端粒來計算多吃與少吃蔬果者的年齡差異,大約是4～5年,所以吃蔬食真的能幫助抗老。

台灣素食餐館很多,但可能因為多數人覺得只吃原型蔬菜很無趣,因而發展出許多素食加工品,如素雞、素鴨等等,但裡面可能添加了一些賦形劑、澱粉或黏著劑,也可能含有不好的油脂,其實並不利於健康。

我的父母親和一些親人也吃素,但我母親多吃原形蔬食,沒有任何慢性疾病;一位親戚則多吃外面買的素食加工品,可能因而導致她有糖尿病、血脂過高,因此吃素食還是要注意加工品的問題。假如你想嘗試蔬食的話,或許可以從一週裡有兩、三餐吃素開始,但記得要吃原型蔬菜。

「藍區」的啟示

講到能讓人長壽的飲食型態,「藍區」(The Blue Zones)可說是最強而有力的實證。

「藍區」是由國家地理學會探險家丹・布特納(Dan Buettner)經數十年研究,針對世界各國最健康、最長壽之人的生活方式所提出的概念,他將世界最長壽的五個地區稱為藍色區域(簡稱藍

區），其中包括：

1. 義大利的薩丁尼亞島，這裡的男性百歲人瑞密度全球最高。
2. 希臘的伊卡利亞島，這裡是全球中年死亡率最低的地區，且失智率也最低。
3. 日本的沖繩，這裡超過70歲女性的平均年齡世界第一，老年健康狀況舉世無雙。
4. 哥斯大黎加的尼科亞半島，這裡的男性百歲人瑞密度為全球次高。
5. 美國加州的羅瑪琳達，此地的基督復臨安息日會教徒密度很高，教徒的平均壽命比非教徒多了10歲。

這些地方大都屬於偏遠地區，科技相較不發達，也因此能夠維持較自然的生活模式。為什麼這幾個地區的民眾可以活得健康？布特納歸納出以下11點：

1. 95/5蔬食原則：這些地區的日常飲食中，有95％是水果、蔬菜、穀類、豆類、番薯或山藥等，也都是使用橄欖油或天然辛香料來烹煮食物，每天有一杯的全麥食物，動物蛋白質則限制每天不超過1份（約7克）。這樣的飲食能降低心臟病、癌症的風險，並減緩糖尿病、心血管疾病等的發生，達到延長壽命的效果。這種結合時令蔬果、全穀物和豆類的95/5蔬食原則，我認為相當接近前面的蔬食飲食型態。

2. 限制吃肉：這些地區的人每週只吃兩次肉，甚至更少，份量不超過57克。肉品來源主要為豬肉、雞肉與羊肉，且都是以傳統方式飼養，沒有使用任何激素、殺蟲劑或抗生素。加工肉品如香腸、臘肉、火腿、肉乾等更是不吃。

3. 適量吃魚：平均每週吃2～3次，每天最多吃85克，多吃小型且不貴的魚，如沙丁魚、鳳尾魚、鱈魚等位於食物鏈中段的魚種，很少吃如鮪魚、旗魚、劍旗魚或鯊魚等大型魚，因為可能含有大量的汞，有害身體。

4. 減少乳製品的攝取：牛奶和乳製品（如乳酪、奶油）裡含有較高的脂肪與乳糖，也不適合有乳糖不耐症的患者。有研究發現，牛奶裡含有較高的IGF-1（類胰島素生長因子），IGF-1是孩童生長所需，但成年人若有癌症體質，吃太多可能會造成問題。若真的想吃乳製品，可以吃綿羊或山羊乳酪，我推估是因為羊乳蛋白類似人乳，含有豐富的貝他酪蛋白，且羊乳中的肉鹼（carnitine）含量很高，是牛乳的十倍，可提高心肌運動活力。

5. 少吃蛋：這點讓我滿驚訝的，因為我一般會鼓勵大家一天至少吃1顆蛋。1顆雞蛋約含有7克蛋白質，屬於全方位的營養食物，但藍區的人大概每週吃2～4顆蛋，而且蛋的來源都是自由放養的雞，這些雞不會吃到添加抗生素或汙染的飼料。如果在台灣可以找到安心的放養雞蛋來源，且個人也沒有膽固醇、心血管問題，我認為一天吃1顆雞蛋應該沒問題，但不要一天吃2顆、3顆或4顆，這樣就太多了。

6. 足夠的豆子：豆子在五個藍區都是飲食主軸，且三餐皆有，每天至少吃半杯。豆子是完美的超級食物，擁有高品質的蛋白質和膳食纖維，脂肪量又少，也是良好的維生素和礦物質來源。在台灣的話，我認為毛豆是非常好的食物，毛豆又稱植物性牛肉，建議大家多多攝取。

7. 減糖：減糖在每種飲食型態都是重點，藍區的長壽者也確實做

到。在藍區飲食中，人們攝取的天然糖量與北美居民大致相同，但添加糖只有1/5左右，每天最多吃28克（7茶匙），主要是蜂蜜等原型糖，而非白砂糖，藍區料理大多不加糖，若想增加甜味，則會用蜂蜜。

8. 堅果零食： 每天2把堅果（1把堅果約57克），這是藍區百歲人瑞吃的平均份量。每當有病人問我可以吃什麼零食，我都會建議吃黑巧克力或堅果。堅果有好的油脂和維生素，可預防失智，哈佛大學研究也發現，吃堅果的人死亡率比不吃堅果的人低了20%。

9. 麵包： 這些地區吃的是100%的全麥麵包或酸麵團發酵的麵包，每天約1～2片，而不是台灣常見的白吐司，當然更不吃那些加了很多油、鹽、糖、反式脂肪的台式麵包。

10. 吃全食物： 全食物是由單一成分製成（生的、熟的、磨碎或發酵的），沒有經過高度加工，多選擇來自農場的直接食材，此外，也避免食用工廠製造或超過5種成分的食品。我也常提醒大家，要盡量避開加工食品，因為裡面除了添加劑和防腐劑，可能還有很多我們不知道的成分。

11. 飲料規則： 藍區的人幾乎都是早上喝咖啡，午後喝茶，到下午五點左右，有些地區的人會喝少量葡萄酒，其餘時間都喝水，絕對不喝含糖飲料，甚至連無糖汽水也不喝，因為人工甜味劑恐有致癌疑慮。其中有些地區，如沖繩的人會每天喝茶，尤其是綠茶，綠茶能降低心臟病和數種癌症風險。希臘伊卡利亞島的人喝迷迭香茶、野生鼠尾草茶和蒲公英茶，這些都具有抗發炎的特性；適量飲用葡萄酒可以預防心臟病；喝咖啡則可能減低失智症和帕金森氏症的發病率。

最後我想提醒大家，無論採用什麼飲食型態，可以的話，至少4～6個月就要檢查一次體脂和肌肉組成，或是抽血檢查血糖、血脂、肝腎功能變化，才更能了解自己的健康狀況。

第 13 章

想要抗衰老，腸道先不老

早在兩千多年前，醫學之父希波克拉底（Hippocratic Oath）就曾說過：「萬病始於腸道。」沒想到，現代研究證實，大多數疾病的根源真的與腸道健康有關。臨床上，我也曾看到很多有消化不良、脹氣、腹瀉的人，身體真的老化得比較快，所以我常說：「想要抗衰老，腸子千萬不能老。」

腸道如何影響全身健康

人體全身各處找得出來的共生菌生態相（又稱「人體微生物相」）中，大約95%都位於腸道，主要在大腸。腸道內充滿各式各樣包括病毒和細菌的微生物，如果把所有腸道菌放在一起，重量高達0.9～2.7公斤，這些與人類共生的菌種多達1萬種以上，基因數目共計超過700萬個，遠遠超過人類的2萬5,000多個基因，所以腸道真的很重要，甚至有專家稱這些腸道菌叢為「被遺忘的器官」。

這些體內共生細菌會在腸道裡彼此角力，角力結果影響人

體健康甚鉅,如我常說:「好菌占上風,身體會輕鬆;壞菌占上風,身心馬上會漏風。」而現代腸道生理研究中,微生物群(microbiome)已成為顯學,更是超級熱門話題,與養生、抗老跟疾病治療均有關連。像是醫學上有種治療稱為糞便移植,就是將健康者糞便中的菌,移植到非常嚴重的腸道發炎或困難梭狀桿菌感染患者體內,藉以校正腸道菌相。

腸漏症會刺激身體免疫系統

從腸漏症(leaky gut syndrome)也可看出腸道健康如何影響整體健康。一般來說,腸細胞之間是緊密接合的,不容許任何腸腔內消化不全的大分子、毒素或細菌進入血液或淋巴液內,問題是如果腸黏膜間的銅牆鐵壁因為某些因素,造成細胞間的黏連鬆開,發生漏隙,使得那些食物大分子(尤其是蛋白質類)、毒素、病菌能夠直搗黃龍,竄入血液或淋巴液中,就會產生腸漏症。

腸漏症會刺激免疫系統,造成各種免疫反應,從急性過敏反應,如蕁麻疹、神經血管水腫、氣喘,到其他慢性免疫反應,例如慢性疲勞症候群、皮膚濕疹、頭痛、關節痠痛、肌膜炎、腸躁症、第一型糖尿病、非酒精性脂肪肝、乳糜瀉、發炎性大腸炎、類風濕性關節炎、紅斑性狼瘡、乾燥症、硬皮症等,可說是影響全身。

腸子是第二大腦,可分泌神經傳導物質

另外,美國腸胃專家麥可・格爾森(Michael D. Gershon)醫師也稱腸子為「第二大腦」。這是因為我們吃進食物後,胃及腸子的平滑肌會開始收縮以推進食物,稱為「蠕動」,好讓食物順

利從十二指腸、小腸抵達大腸。而腸道的蠕動由數十億個分布在食道到大腸的神經元獨立掌控，這個神經系統稱為「腸神經系統」（enteric nervous system，簡稱ENS）。這些腸神經元如同大腦，也會分泌許多神經傳導物質，最有名的就是血清素，不要懷疑，腸子分泌的血清素遠遠超過大腦。

更重要的是，腸神經元還會透過不同方式與大腦溝通，像是迷走神經、多巴胺、腦內啡、催產素、促腎上腺皮質素釋放因子等，因此「腸—腦軸線」（gut-brain axis）是目前許多研究的重點。此外，因為「人體微生物相」多位於腸道內，所以「微生物菌相—腸—腦軸線」（microbiota-gut-brain axis）也是研究腸道益生菌與大腦連線的新興科學。

簡單說，腸道中的細菌好壞會影響腸道健康，也跟大腦健康息息相關。所以，想要大腦健康，就要先顧好腸道，現在也有很多研究希望從腸道找到解決帕金森氏症和憂鬱症的方法，而非光靠吃藥控制大腦。

腸道菌相平衡是抗老金鑰之一

事實上，腸道微生物群不但對整體健康至關重要，新興研究也證實，它可能對老化過程產生影響。以下，我就從幾個面向來說明微生物群與抗衰老的關係：

1. 調節免疫系統： 兼具多樣化（diversity）和豐富度（richness）的腸道微生物菌相，能訓練免疫系統對病原體做出適當反應，也可維持人體自身細胞的耐受性，有助於維持免疫功能。

2. 控制發炎：腸道菌相失衡會引起發炎，而健康的微生物群則有助於調節發炎並創造抗發炎環境。有研究發現，如果腸道好菌較多，身體發炎指標CRP會降低，這代表細胞老化較慢。

3. 促進代謝：我們都知道益生菌有助維持腸道菌相，而益生菌需要的食物，稱為益生質，主要為纖維。纖維會在腸道中發酵，產生所謂的短鏈脂肪酸（short-chain fatty acid，簡稱SCFA），對人體新陳代謝非常重要。簡單說，腸道菌相平衡會促進SCFA的生成，有助於腸道黏膜健康與新陳代謝。

4. 生物活性化合物的產生：腸道好菌可以產生神經傳導物質和代謝物等，影響各種生理過程。其中，一些化合物可能具有神經保護作用，有助於認知健康，可能影響老化的各個層面。現在市面上有一些益生菌號稱有益大腦，就是因為這些益生菌會分泌神經保護因子，發揮調節作用。

5. 抵抗病原體：腸道好菌多，有助於防止有害病原體在腸道內定植；反之，如果好菌太少，病原體就可能增加。這種屏障功能對預防感染和促進整體健康非常重要，特別是對於容易受到感染的老年人。

6. 促進營養吸收和合成：微生物群會參與體內複雜營養素的分解、某些維生素的合成，以及礦物質的吸收。這些過程對於維持營養狀態至關重要，而營養狀態對於與老化相關的各種生理功能密切相關。最有名的就是腸道的某些好菌能產生如維生素B12和維生素K2等營養素，維生素K2對於骨骼、心血管等都有助益。

7. 調節腸道屏障功能：前面曾提到腸漏症，也就是腸道黏膜間出現破損。如果腸道好菌多、壞菌少，便能降低腸道黏膜破損的機

會，毒素與病原體等也就不容易進入血液，影響全身。

支持健康腸道微生物群的方法包括，多樣化和均衡飲食、攝取富含纖維的食物、食用發酵食品，以及避免不必要的抗生素等。

⏱ 啟動腸道健康的 5R 模式

腸道微生物群的組成和功能會影響許多與老化相關的生理機制，當腸道菌相平衡充足，有助於預防全身發炎和避免其他老化相關問題，以下的「5R」模式可以有效修護腸道健康：

1.Remove（移除）

所謂 Remove，就是移除對腸道不好的因素，如過敏原或細菌。一般在功能醫學診所，醫生會透過抽血，找出影響腸道的急性及慢性過敏原，當然，找出潛在過敏原後便要加以避免。例如，明明對牛奶過敏，卻每天喝拿鐵，結果常常拉肚子，還自覺這樣可以減重、促進排便，殊不知腸道功能可能因此受損。

除了過敏原外，還需移除的是小腸細菌過度增生。有些人因為腸子脹氣來檢查，結果發現是小腸菌叢增生，這時可以使用非抗生素的功能醫學植物殺菌配方來根除細菌，以避免繼續毒害腸道。

2.Replace（補充）

補充可以分解蛋白質、脂肪、碳水化合物的酵素，有助於將這些大分子營養，分解成較不會引起過敏反應的小胜肽或胺基酸、脂肪酸、單糖或是雙糖，降低過敏發炎的機會，也有助於維持腸道的

屏障功能。

3.Reinoculate（種植）

所謂種植，就是補充益生菌。補充適量益生菌，可增加腸道益菌，減少腸道害菌，並藉此調整腸道淋巴組織的免疫功能，平衡腸道菌相。

我們發現許多患者的乳酸桿菌屬和雙歧桿菌屬都不足，尤其是嗜酸乳桿菌（A菌）、比菲德氏菌（B菌）及龍根菌，有一次我從國外回來，發現便祕嚴重，檢測後發現平時足夠的腸益生菌嚴重不足，後來每次出國我都會備足益生菌。

也有患者說自己有補充益生菌，但腸道功能似乎沒有改善，這有可能是因為你補充的是乳酸菌，但其實身體並不缺乏，當然看不出效用。所以如果要補充益生菌，請盡量補充含B菌及龍根菌的益生菌，或請功能醫學醫師幫忙找出缺乏的菌，再補充適當的益生菌。

另外，補充的益生菌中應添加菊糖或果寡糖這類「益生質」，幫助益生菌生長，提供更全方位的腸道保健。其實攝取蔬果的纖維或補充纖維粉，都可以達到益生質的效果。

4.Repair（修復）

以前化療或放療後，如果患者口腔黏膜破損，醫師都會建議補充麩醯胺酸粉（glutamine）；修補腸道黏膜，同樣也可以補充麩醯胺酸粉，有時也會再添加一點去甘草甜素甘草或蘆薈多醣體，或是微量元素鋅，食物的話則可以多吃秋葵。

5.Retain（保持）

處理好腸道問題後，就要保持現狀，不要讓破壞再次發生。所以要盡量吃低刺激、適量纖維、低醣、適量蛋白質、健康油脂的飲食，來幫助修復後的腸道黏膜保健，並持續紓壓放鬆，以利腸漏的修復，讓腸道盡量保持在健康狀況中。

有利腸道健康的營養元素

膳食纖維

膳食纖維分為水溶性跟非水溶性，對腸道健康的好處包括：

1.促進規律排便：蔬菜、水果、全穀類等食物富含非水溶性纖維，不溶於水，能增加糞便體積，有利於規律排便。

2.預防和緩解便祕：非水溶性纖維除增加糞便體積外，還可形成凝膠狀物質，讓腸道蠕動加快，幫助軟化糞便並使其通過消化道。

3.促進健康的微生物群：前面提過，膳食纖維是腸道有益細菌的營養來源。纖維在腸道中經細菌發酵後，會產生SCFA，為結腸內壁細胞提供能量，有助腸道細胞健康，也可預防腸息肉產生。

4.平衡腸道微生物群：多吃纖維能增加腸道微生物的菌量多樣性，維持好的腸道生態，有助改善免疫功能，並減少發炎。

5.調節血糖水平：可溶性纖維可以透過減緩糖的吸收，幫助調節血糖。這對於糖尿病患者或有胰島素阻抗的人來說可能有益。以吃蛋糕為例，如果空腹吃，血糖會快速竄升，可是先吃完一、兩盤蔬菜後，飯後再來一塊相同的蛋糕，血糖就不會上升過快。

6.幫助體重管理：高纖維食物通常更容易產生飽足感，有助於控

制食慾和體重,此外,腸道中纖維的發酵也會抑制飢餓素。或許有人會覺得吃蔬食很容易餓,這可能是因為油脂攝取太少的關係,所以吃蔬食時也要同時攝取好油脂,如堅果、酪梨等,這樣蔬食帶來的飽足感才能維持較久。

7. 降低膽固醇:水溶性纖維,如燕麥、豆類和水果中的纖維,經證明可以在腸道與膽固醇結合,抑制膽固醇進入血液中,幫助降低血液膽固醇。

8. 降低大腸癌風險:富含纖維的飲食,尤其是全穀物和蔬菜,經證明可以降低大腸癌的風險。這種關聯背後的機制很複雜,可能涉及多種因素,包括腸道細菌對纖維的發酵等。

良好的纖維來源包括水果、蔬菜、全穀物、豆類、堅果和種子,至於每日的纖維攝取量,衛福部推廣「蔬果579」,也就是兒童每天攝食3份蔬菜、2份水果;女性4份蔬菜、3份水果;男性5份蔬菜、4份水果。蔬菜一份大約是煮熟後半個飯碗的量;水果一份相當於一個拳頭大小,如此就可以達到每日建議的20～25克攝取量。如果從膳食中補充不足,也可額外攝取纖維粉來幫助腸道健康。舉例來說,早上吃一份蔬菜加一個芭樂,中餐約吃一碗半蔬菜,晚餐再吃一碗半蔬菜,大約就可達到一天所需的纖維量。

短鏈脂肪酸

短鏈脂肪酸(SCFA)對於腸道調理來說,是非常重要的營養素,SCFA主要是透過結腸中的有益細菌發酵膳食纖維而產生,如果你益生菌補充足夠,蔬果纖維攝取也足夠,其實並沒有額外補充的必要。

SCFA對腸道健康的好處包括以下幾點：

1. 結腸細胞的能量來源：SCFA，特別是乙酸鹽、丙酸鹽和丁酸鹽，是結腸內壁細胞（結腸細胞）的主要能量來源。這些細胞依賴SCFA作為其能量代謝的重要組成，能促進結腸上皮的健康和功能。

2. 維持腸道屏障完整性：SCFA能促進腸道細胞間的緊密連接，有助於維持腸道屏障。健康的腸道屏障可防止有害物質、毒素和病原體從腸道進入血液。如前面講過的腸漏症，除了會發生在小腸，大腸也可能發生。但SCFA在大腸形成後，可以降低結腸裡的細胞空隙及破損，進而減少腫瘤的發生。國外有研究發現，長期便祕的婦女相較於未便祕者，乳房病變會增加25％，這可能是便祕者的腸內毒素經由細胞空隙進到身體，刺激乳房組織造成的。如果多吃蔬菜，SCFA產生足夠，不僅排便順暢，大腸黏膜細胞也會較為完整，不易有毒素侵入。

3. 調節免疫功能：SCFA具有免疫調節作用，會影響腸道內免疫細胞的活性，可幫助調節促發炎和抗發炎反應之間的平衡，有助於免疫穩態（透過自身免疫耐受和免疫調節，來達到免疫系統內的穩定狀態）和防止感染。

4. 減少發炎：SCFA裡的丁酸鹽特別具有抗發炎效果，可幫助抑制腸道發炎反應，對於預防與各種胃腸道疾病相關的慢性發炎至關重要。很多國外研究發現，補充丁酸鹽對於改善結直腸的黏膜發炎極具效果。

5. 調節食慾和新陳代謝：SCFA會影響食慾和新陳代謝，可減少飢餓素的產生，調節食慾，也較容易產生飽足感，對想減重的人來說

是一大福音。

6.預防大腸直腸癌：丁酸鹽除了具有抗發炎作用，還具有潛在的抗癌特性，可以透過促進異常或受損細胞的凋亡，來幫助預防大腸直腸癌的發展。

7.維持腸道酸鹼平衡：SCFA有助於調節結腸的pH平衡，維持腸道的微酸性環境，有益細菌的生長，也可抑制潛在有害病原體的生長。

8.改善礦物質的吸收：SCFA可以促進結腸中鈣和鎂等礦物質的吸收，有助於整體骨骼健康和礦物質平衡。

　　為了促進SCFA的產生，維持健康的腸道微生物群，從各種來源（包括水果、蔬菜、全穀物、豆類、堅果和種子）攝取足量的膳食纖維非常重要。除非狀況特殊，醫生才會建議你補充SCFA，否則多吃益生菌及富含纖維的蔬菜水果，身體自然能合成充足的SCFA。

益生菌

　　益生菌的應用層面相當廣，包括過敏、腸胃疾病、感染、降低癌症、排毒、改善代謝等。證據顯示，益生菌會影響健康腸道微生物群，而這又與整體健康相關，並可能影響老化的各個面向。以下是益生菌與抗衰老之間的關係：

1.腸道健康：益生菌有助於平衡多樣化的腸道微生物群，健康的腸道微生物群可改善消化、營養吸收和降低胃腸道問題，因此保持健康的腸道微生物群可間接對抗老化。

2.調節免疫功能：益生菌可調節免疫反應，有助建立更強大和平

衡的免疫系統，這對年齡增長時的整體健康和恢復能力非常重要。

3. 調節發炎： 益生菌有助於降低腸道發炎，進而減緩全身的發炎，包括血管與大腦。

4. 營養生產： 益生菌可以產生某些重要的維生素，如維生素B12與維生素K2。

5. 情緒與認知健康： 腸腦軸是腸道和大腦之間的雙向通訊系統，新興研究證明，受益生菌影響的腸道微生物群可能在情緒調節和認知功能中發揮作用，對大腦健康有正面效果。

　　益生菌如此熱門，但分類卻相當複雜，大致上「厚壁菌門」裡的乳酸桿菌與「放射菌門」裡的雙歧桿菌偏向於好菌。再細分，經常可見的菌屬和菌株有嗜酸乳桿菌（L. acidophilus）、保加利亞乳桿菌（L. bulgaricus）、鼠李醣乳桿菌（L. rhamnosusa）、乾酪乳桿菌（L. casei）、副乾酪乳桿菌（L. paracasei）、植物乳桿菌（L. plantarum）、羅伊乳桿菌（L. reuteri）、雙叉雙歧桿菌（B. bifidum）、乳酸雙歧桿菌（B. lactis）、龍根雙歧桿菌（B. longum）、短雙歧桿菌（B. brevis）、嬰兒雙歧桿菌（B. infantis）、嗜熱鏈球菌（Streptococcus thermophilus）等。

　　想補充益生菌，不一定要吃有專利的菌，許多古老的益生菌，如乳酸菌或保加利亞乳桿菌、B菌等，經過一、兩百年的人類試驗，效果也很好。但若是為了某些特殊功能，如專門為了控制體重，或改善憂鬱症等，當然可以針對研究結果，依照專家指示來服用。整體來說，補充益生菌的原則如下：

1.補充劑量以一天100～500億隻活菌數（Colony forming unit, CFU）為佳，可視情況增減。

2.飯前飯後補充皆可,但盡量每天補充,以維持健康腸道生理。有些益生菌可以耐胃酸及膽鹽,空腹吃沒問題,但如果擔心的話就飯後吃。

3.補充劑型以乾燥粉狀活菌或膠囊補充為優。

4.益生菌中應添加益生質,如菊糖或水溶性膳食纖維等益生菌的食物,可以幫助益生菌生長,提供更全方位的腸道保健。另外,每日應攝取20～25公克纖維質,以促進益生菌生長。

5.益生菌不耐熱,夏天室溫有時近30度,會影響活性,建議購買後應放置冰箱冷藏。

6.因感染而服用抗生素時,更需要補充益生菌,因為抗生素會把腸道的好菌殺掉,補充益生菌可幫助修復破損的腸道,但服用時間要與抗生素間隔2小時。

若從抗老角度出發,我會建議大家每天補充益生菌。吃藥會有抗藥性,但益生菌並非藥物,且非常容易流失,所以沒有抗藥性,每天補充並沒有問題。如果不知道如何挑選,可以換不同品牌試吃看看腸道及身體的反應,再來決定適合自己身體的產品。

酵素

前面提到,恢復腸道健康「5R」中的replace,就是補充酵素。像是有些患者做過胰臟或肝臟手術,拿掉膽囊後,消化系統功能較弱,這時就可以補充一些酵素。

酵素本身也是一種蛋白質,能夠將食物分子分解至最小單位,如胺基酸、小胜肽、脂肪酸、單醣、雙醣,因此我常稱之為「食物的剪刀手」。食物分子變小後,可以減輕消化系統如胃、肝臟、胰

臟，以及其他消化腺體的負擔，也可以減少食物過敏原刺激腸道導致的滲透壓異常，減少腸漏症的情況，當然也能間接減少發炎物質影響全身與大腦。

酵素的補充原則及注意事項有下列幾點：
1.隨餐服用1～2顆。
2.成分應包括脂解酶（lipase）、蛋白分解酵素（protease）、胜肽酶（peptidase）、澱粉酵素（amylase），甚至是乳糖酶（lactase），現在還有針對小麥的麩質分解酶（SpectraZyme Gluten Digest）。
3.動物成分酵素，如牛的胰臟酵素等有汙染風險，建議盡量選擇植物酵素來源，比較安全。
4.剛接受消化道手術者，有時候酵素太強會刺激傷口，需待排氣正常，進食三天後，才可開始補充。
5.消化道潰瘍患者應諮詢醫師後再使用，因為酵素可能刺激胃的黏膜。
6.許多號稱具減重效果的酵素，事實上可能含有瀉劑成分番瀉葉，不可長期使用。

再次提醒，酵素不能幫助減重，也沒有軟便效果，只能幫助消化食物，讓消化吸收變得更好。所以如果你的腸道功能老化，常常消化不良，補充一些酵素會有幫助。

(第 14 章)

可延緩老化的營養素

第12章談到抗老的飲食型態，可能有人會問，那是不是只要多吃蔬食，採取地中海型飲食等，就萬無一失了？還需要補充營養素嗎？

在功能醫學診所幫患者抽血檢測時，我常發現患者因為某些營養素不足，導致身體內部的生化代謝出問題。人體就如同工廠裡的機器，需要螺絲、齒輪等許多零件，當零件壞掉，必須重新安裝上新零件，機器才能順利運作。從功能醫學角度來說，營養素就如同這些小零件，當缺乏或不足時及時補上，才能確保人體的運作。

與抗老有關的營養素很多，以下是較重要的幾種，但是否需要補充、如何補充等，建議還是諮詢醫師後再決定。

可清除自由基的抗氧化營養素

白藜蘆醇

白藜蘆醇（resveratrol）是一種存在於葡萄、紅酒、漿果和花

生等植物中的天然化合物，因其潛在的抗衰老特性而受到關注。有關白藜蘆醇的研究非常多，領域涵蓋延緩老化、改善動脈硬化、抑制腫瘤細胞、改善新陳代謝症等。科學研究顯示，白藜蘆醇可能透過多種機制發揮抗衰老作用，包括：

1. 強大的抗氧化力： 它可以修復受損的老化細胞，減少自由基造成的破壞，進而延緩細胞的老化，或是乾脆讓這些老化細胞凋亡，減少老化細胞癌變的機會。

2. 活化SIRT1： 抗老研究中有一組非常重要的蛋白質，稱為sirtuins（NAD-依賴性組蛋白去乙醯基酶），在調節細胞健康、新陳代謝、DNA修復和長壽等方面具有重要作用，白藜蘆醇能活化Sirtuin家族中的SIRT1。

3. 抗發炎： 白藜蘆醇具有潛在的抗發炎特性，可以減少心臟病、神經退化性疾病和關節炎等老年性疾病的產生。

4. 調節細胞訊息傳遞路徑： 研究證明，白藜蘆醇可以影響與長壽、新陳代謝和抗壓性相關的多種細胞信號通路，也會透過很複雜的細胞訊號，延緩細胞老化的速度。

2017年美國喬治城大學神經內科醫師克里斯丁·索達（Christine Sawda）曾在《紐約科學學院期刊》（*Annals of the New York Academy of Sciences*）發表一篇研究，探討補充白藜蘆醇對於輕到中度阿茲海默症的影響。結果發現，每日補充白藜蘆醇500～1,000毫克，52週後，能調節大腦免疫反應，減少血腦屏障（blood-brain barrier，簡稱BBB，血管和腦之間的一種「屏障」，能選擇性的阻止某些有害物質由血液進入大腦）被破壞，且患者的生活品質及心智檢測都呈現正面結果。

雖然動物和細胞培養的初步研究顯示，白藜蘆醇可能有潛在的抗衰老作用，但人體臨床試驗結果不一，所以對延緩老化的功效、最佳劑量和長期影響，仍需要透過精心設計的臨床試驗，方能進一步確知。

至於需不需要補充白藜蘆醇，我個人認為，若補充500～1,000毫克應該沒問題，鼓勵大家多從食物攝取，如莓果類、藍莓或葡萄等，但還是要小心水果太甜的問題。至於紅酒，以前宣稱紅酒對心臟有好處，是因為含有白藜蘆醇，但其實紅酒中的含量並沒有那麼高（148毫升含0.03～2.15毫克），若為了白藜蘆醇多喝紅酒，酒精帶來的傷害恐怕會遠大過原本預期白藜蘆醇對身體的好處。

CoQ10

也就是輔酶Q10（coenzyme Q10），或稱泛萘（ubiquinone, UQ）。第5章曾談到，在粒線體產生ATP的過程中，CoQ10扮演了重要角色，從抗老角度來看，CoQ10也具一定功效，原因如下：

1. 抗氧化特性：CoQ10可作為抗氧化劑，中和有害自由基，並減少氧化壓力，也可以幫助還原其他抗氧化劑，如維生素C、維生素E，全面提高體內的抗氧化值。

2. 有助能量產生與粒線體功能：前面提過，CoQ10的主要功能是在粒線體內膜的電子鏈上協助電子傳遞，藉以產生ATP，是粒線體產能的重要輔酵素。

3. 預防老年性疾病：目前有關CoQ10的研究非常多，從結果來看，正面效益居多，且應用範圍非常廣，包括與年齡相關的老化疾

病，如心臟病、神經退化性疾病、心臟衰竭、肝臟發炎、阿茲海默症、帕金森氏症，以及氣喘、不孕、粒線體功能障礙相關的其他疾病。

雖然身體會自行製造CoQ10，但我們也需要靠外界食物來補充。食物中以肉類的含量居多，紅肉、白肉都有，但還是建議少吃紅肉，多吃白肉。植物來源的CoQ10較少，所以吃蔬食的人檢測體內CoQ10時，可能會發現含量較低。

要特別強調的是，很多人會因為膽固醇過高，而服用他汀類（statin）藥物來降膽固醇。第5章提過，他汀類藥物會抑制羥甲基戊二酸單醯輔酶A還原酶（HMG-CoA reductase），進而影響CoQ10的合成。研究發現，長期服用他汀類藥物，細胞裡的CoQ10會快速下降，這一點在我的臨床經驗中也得到應證，建議這類患者可以適量補充CoQ10，除非抽血檢驗確定CoQ10血中濃度夠高，那就無需額外補充。

研究也發現，年過35歲，身體諸多器官的CoQ10會開始下降，因為老化理論之一是針對粒線體老化而衍伸出來，所以要延緩老化，補充CoQ10是理所當然。目前多項研究均已證明，CoQ10在解決老年性的問題方面深具潛力，但仍需更全面和大規模的人體研究，才能確定其在老化和長壽中的作用。

穀胱甘肽

穀胱甘肽（glutathione）是由麩胺酸、半胱胺酸及甘胺酸所構成，具有潛在的抗衰老作用，主要原因如下：

1.強大的抗氧化活性：這是一種活性很強的抗氧化劑，有助於保

護細胞免受自由基和氧化壓力造成的傷害,也有助於修復細胞的DNA。

2.排毒與增強免疫力:穀胱甘肽為肝臟解毒的重要成分,能幫助排除毒素和促進健康的免疫系統,有助於整體健康,並可能減緩老化。

3.組織修復與健康維護:能在組織修復,以及DNA、蛋白質和其他重要細胞成分的合成中發揮作用,有助於維持健康的細胞和組織。

穀胱甘肽的食物來源包括蘆筍、酪梨、菠菜、秋葵、十字花科蔬菜(花椰菜、高麗菜)、洋蔥、大蒜及蔥等,但量都不多。若想口服補充品,建議一天250毫克,但如果以口服補充,穀胱甘肽到了小腸會被分解吸收,到底能不能為身體所用,就另當別論了。

雖然穀胱甘肽在細胞健康中的作用及其抗氧化特性已得到充分證實,但對於人類老化的具體影響與直接證據,仍需更多研究進一步證實。

α-硫辛酸

第5章曾簡單提過,α-硫辛酸(α-lipoic acid, thiotic acid,簡稱ALA)是存在於粒線體內的超級抗氧化物質,可以還原用過的CoQ10及穀胱甘肽。它被認為具有抗衰老潛在功效的原因如下:

1.抗氧化活性:ALA兼具水溶性與脂溶性的特性,可以在各種細胞環境中發揮作用。它能中和自由基,再生維生素C、維生素E等抗氧化劑,從而減少氧化壓力。

2.有助能量產生與粒線體功能:ALA作為粒線體內各種酵素反應

的輔助因子，有助於細胞能量產生，並可促進整體細胞健康。

3. 抗發炎特性： 研究證明，ALA可能具有抗發炎作用，有助於減輕慢性炎症。有研究顯示，無論是穀胱甘肽或ALA，都可以降低全身細胞的氧化壓力，也對大腦血腦屏障具有修復作用，當然對大腦組織也有降低發炎及保護的效果。

ALA在食物中來源相當少，主要靠身體合成。截至目前為止，台灣市面上並沒有開放口服補充劑，但有注射型針劑。如果真的嚴重缺乏ALA，功能醫學診所可幫病人施打注射針劑，對於重金屬導致的大腦傷害有不錯的修復作用。

左旋肉鹼

第5章曾簡短提過，左旋肉鹼（L-carnitine）是一種類胺基酸，主要功能是運送血液中的長鏈脂肪酸進入粒線體，進行氧化反應，產生能量。很多研究發現，運動員補充一些左旋肉鹼，有助提升粒線體功能，能讓運動表現更好，也可減少運動後血液中的乳酸堆積。

此外，也有研究發現，左旋肉鹼對降低空腹血糖、膽固醇可能有幫助。膽固醇裡的壞膽固醇，也就是低密度脂蛋白膽固醇（LDL）上會攜帶一種微小的脂蛋白，稱為載脂蛋白B-100（apolipoprotein B100），左旋肉鹼可以降低這種載脂蛋白，進而減少壞膽固醇。所以在某些情況下，如果身體屬偏酸體質，或是運動後容易痠痛、表現不好，為了強化粒線體功能，可適當補充一些左旋肉鹼，但建議諮詢醫師，每天補充量約500毫克即可。

維生素C

維生素C又稱抗壞血酸，是一種水溶性維生素，人體無法自行合成，但體內許多生理生化反應都非常需要它，如參與體內的羥化反應、合成膠原蛋白、神經傳導物質及荷爾蒙等，還可還原維生素E，增加其他抗氧化物質的戰鬥力，也可以提升白血球活性，增加免疫戰鬥力。

此外，維生素C還可增加腎上腺抗壓力，促進腎上腺皮質醇的合成，減少性荷爾蒙不足的情形。體內維生素C高的人，罹患認知功能障礙的比例也較低。

諾貝爾獎得主萊納斯·鮑林（Linus Pauling）可說是補充維生素C的強力支持者，因為他從研究中發現，維生素C是非常強的抗氧化劑，可透過提供電子來中和自由基，從而減少自由基對細胞和DNA的潛在損害。且一些研究也證明，高劑量的維生素C可能具有多種健康益處，包括降低心血管疾病和某些癌症等老年性疾病的風險。

從抗老化層面來說，維生素C的作用包括：

1. 抗氧化特性：維生素C作為抗氧化劑，可清除自由基並減少導致細胞損傷的氧化壓力，從而在細胞層面減緩老化過程。

2. 促進膠原蛋白的生成：維生素C對於膠原蛋白的合成至關重要，充足的膠原蛋白水平有助於保持皮膚彈性、減少皺紋，讓外觀更年輕。

3. 維持皮膚健康：維生素C有助於保護皮膚免受紫外線傷害，促進傷口癒合，並改善皮膚紋理和膚色。

那一般人需要額外補充維生素C嗎？其實水果或蔬菜裡都含

有維生素C，如果每天都吃足兩至三份水果，如芭樂、奇異果等，基本上已足夠身體所需。可是我幫病人檢測維生素C時，還是經常發現有不足的情況出現，這是因為維生素C非常容易流失，再加上現代人生活壓力大，這些都可能導致維生素C的需求增加。如果你覺得最近睡眠不佳，或有口腔潰瘍、重感冒，維生素C會耗損非常快，建議可再額外補充500毫克，特殊情形下可增加到1,000～2,000毫克。補充時，可選擇添加抗壞血酸鈣或碳酸鈣的維生素C，或酯化維生素C，比較不會刺激腸胃。

維生素E

維生素E是一種脂溶性維生素，包含生育醇（tocopherol）和生育三烯醇（tocotrienol），而每一型又因其甲基結構位置不同，分為 α、β、γ、δ 四種，故維生素E總共有8種成分，最具生理活性的是 α 和 γ-生育醇。另外，比較天然的形式為d-form，人工合成者為dl-form，建議選擇天然形式，營養效能較高。

維生素E的主要功效，是防止體內多元不飽和脂肪酸及磷脂質被氧化，保護細胞膜的完整性，尤其是腦神經細胞，降低神經髓鞘的損傷，此外，還可以保護血管，免於被低密度脂蛋白攻擊，而產生動脈硬化。

維生素E的潛在抗衰老作用包括：

1. 具抗氧化特性：能保護細胞免受自由基和氧化壓力造成的損害。
2. 維持皮膚健康：有助於皮膚的潤滑或濕潤，促進皮膚屏障功能，讓皮膚免受紫外線傷害，並有助於減少皺紋和細紋等老化跡象，減少皮膚脂褐素與皮膚斑點的生成。

3. 細胞膜保護： 有助於維持細胞膜的完整性，保護細胞免受損傷，在細胞層面減緩老化過程。

維生素E的來源包括小麥胚芽、堅果、植物油、酪梨、黑芝麻等。如果有以下情形：高血壓、皮膚乾燥、冠狀動脈硬化、中風、靜脈曲張、肌肉損傷、憂鬱、認知功能障礙、運動神經病變、思覺失調等，每日可以補充200～800國際單位。我建議從200國際單位開始補充，如果可以，先透過檢測確認是否缺乏、缺乏多少，再追加補充會更好。

好油有助抗發炎，延緩老化

對抗老來說，另一種很重要的營養素是油脂。第13章談到地中海型飲食時，提到橄欖油、苦茶油等可以抗發炎，主要是因為含有單元不飽和脂肪酸，也就是Omega-9脂肪酸；而吃魚可抗發炎，則是因為魚油含有Omega-3脂肪酸。

油脂由不同的脂肪酸構成，不同的脂肪酸對人體有不同的影響，脂肪酸依照結構式可以分為：

1. 飽和脂肪酸（saturated fatty acid，簡稱SFA）： 這種脂肪酸在結構式上都是單鍵，對溫度變化的反應相對穩定，不容易變質，以豬油、牛油、椰子油、棕櫚油含量較高，但要注意，攝取過多飽和脂肪，可能會增加總膽固醇和壞的低密度脂蛋白LDL。

2. 不飽和脂肪酸： 不飽和脂肪酸又分為單元不飽和脂肪酸（mono-unsaturated fatty acid，簡稱MUFA）和多元不飽和脂肪酸（poly-unsaturated fatty acid，簡稱PUFA）。前者主要是Omega-9脂肪

酸，後者又分為Omega-3及Omega-6脂肪酸。以下分別說明：

Omega-3脂肪酸

　　Omega-3雖然不是直接的抗衰老解決方案，但可能有助於抗老的因素包括：

1. 具抗發炎特性：Omega-3脂肪酸，尤其是EPA（二十碳五烯酸）和DHA（二十二碳六烯酸），均具有抗發炎作用。EPA具有抗發炎、抗血栓、降低三酸甘油脂、抑制腫瘤血管新生等功效；而DHA則具有保護大腦、周邊神經，以及保護視力等效果，甚至可以促進大腦細胞的神經可塑性，提升認知功能。

2. 促進心臟健康：Omega-3有助於降低三酸甘油酯、血壓，並降低心臟病的風險。

3. 維持認知功能：Omega-3與認知功能有關，尤其是DHA，是腦組織的主要成分。有研究證明，Omega-3有助於保護大腦健康，並降低老年人認知能力衰退的風險。

4. 改善關節健康：可透過減少發炎，對關節健康產生積極影響，對罹患關節炎等疾病的患者有益。想補充Omega-3脂肪酸，最佳食物來源為鮭魚、鯖魚、秋刀魚、沙丁、竹莢魚、鯷魚等中小型深海魚，至於旗魚、鮪魚、鯊魚、油魚等大型魚，或是比較小型的馬頭魚，因為含汞機會高，多吃可能有害，建議盡量少吃。

　　吃素的人較不容易攝取到Omega-3裡的EPA及DHA，只能從亞麻仁籽油、紫蘇油、印加果油等來攝取Omega-3裡的 α 次亞麻油酸（alpha-linolenic acid，簡稱ALA），但是ALA較不具抗發炎功效，必須經過去飽和酵素（desaturase）和延長酵素（elongase）

的代謝，才能轉變成真正具有抗發炎作用的EPA及DHA。

英國雷丁大學（University of Reading）食品生物科學學院人類營養學系教授威廉‧克裡斯丁（Willians CM）2006年發表於《營養學會論文集》（*Proceedings of the Nutrition Society*）的研究證明，ALA在女性體內轉變成DHA約9％，在男性體內轉變成EPA約8％，到DHA時只剩1％不到，所以吃素者即使補充大量亞麻仁籽油，抗發炎的力道可能還是不夠。

我經常幫吃素患者檢測，也確實發現他們體內的EPA及DHA極度不足，當然保護大腦健康的功效就有限。可能的話，我建議以當藥吃的心態，每日補充魚油，或是尋找DHA含量較高的藻油或其他植物油來額外補充。

Omega-6脂肪酸

Omega-6脂肪酸是從亞麻油酸（linoleic acid，簡稱LA）衍伸出來的，也是必需脂肪酸，有助細胞膜生成和前列腺激素合成。大多數食用油包括沙拉油、葡萄籽油、葵花籽油等，都含有相當高的Omega-6脂肪酸，所以現代人不至於缺乏，問題反而是攝取太多的Omega-6脂肪酸，導致Omega-6/Omega-3比例可能高達20：1，甚至是25：1，比值過高可能造成發炎、過敏、腫瘤、憂鬱、大腦退化、兒童過動等，建議最好可以維持在5：1到2：1。

Omega-9脂肪酸：

Omega-9雖然不是直接的抗衰老解決方案，但可能有助於抗老的因素包括：

1.改善心臟健康：Omega-9脂肪酸主要以油酸形式存在於橄欖油中，有助於調節膽固醇水平，從而改善心臟健康。

2.具抗發炎特性：研究雖未如Omega-3廣泛，但可能具有輕微的抗發炎作用。

3.幫助體重管理：富含單元不飽和脂肪，也就是Omega-9的飲食可以幫助控制體重。

需要注意的是，人體可以產生Omega-9脂肪酸，因此不被視為必須脂肪酸，但在飲食中加入單元不飽和脂肪來源仍是有益，來源包括橄欖油、苦茶油、酪梨、堅果等。

補充魚油的方法

很多人都會自己補充魚油，如果你每週吃2～3次的深海魚，或許不需再額外補充，但如果沒有，則建議補充。求學中或學齡前孩童建議補充DHA較多的魚油，而成年人可補充EPA較多的魚油。

一般補充原則是每日EPA加DHA劑量1,000～3,000毫克，但一定要注意魚油的濃度，例如一粒1,000毫克的魚油，若濃度只有20%，所含的EPA加DHA則只有約200毫克，如果要吃到1,000毫克，就要吃到5顆。

魚油分三酸甘油酯TG型式及酯化EE型式兩種，請盡量服用TG型式的魚油。如果是吃素，市面上也有專為吃素者打造，含有EPA和DHA的植物油或藻油。

特殊促修復介質

很多人覺得吃了魚油好像沒有效果，但現在的生化廠商非常厲害，他們從魚油中萃取出一種特殊促修復介質（specialized pro-resolving mediators，簡稱SPM），包括17-HDHA和18-HEPE等，是一種生物活性脂質介質，會主動參與解決發炎和促進組織修復。也就是說，如果是吃魚油，其中成分必須先轉變成SPM，才能對抗發炎，現在我們可以直接吃SPM，來撲滅體內的發炎。2021一篇SPM的研究發現，它甚至可以抑制發炎與協助抗癌（*Front Immunol*, 2021/6/30; 12: 702785）。

SPM的潛在影響和作用包括：

1. 解決發炎：SPM會主動清除組織中發炎的細胞和碎片，有助於組織恢復穩態，並預防體內的慢性發炎。

2. 組織修復和再生：SPM會促進癒合，幫助組織修復和再生，這對維持組織的完整性和功能非常重要。

3. 免疫調節：SPM有助於調節免疫反應，可防止過度或長時間的免疫活化，減少慢性發炎和組織損傷。

4. 解決慢性疾病：慢性發炎與許多老年性疾病的發生和進展有關，如心血管疾病、神經退化性疾病和代謝症候群。SPM可能有助於解決這些病症的發炎現象。

簡單說，SPM就是魚油的終端特殊脂肪酸，對抗發炎效果極佳，食用富含Omega-3脂肪酸（SPM的前驅物）的飲食，如多脂魚類（如鮭魚和鯖魚）、亞麻籽和核桃，可能有助於SPM的產生。當然，日常保健不見得需要吃，但從抗老層面來看，如果你的身體發炎指標非常嚴重，透過補充營養品或飲食調整也沒辦法改善，或

許可以考慮補充SPM，每日建議量為1,000毫克。

⏱ 保護大腦的磷脂醯膽鹼與磷脂醯絲胺酸

此外，有兩種營養素與保護大腦有關，分別是磷脂醯膽鹼（phosphatidylcholine）與磷脂醯絲胺酸（phosphatidylserine）。

膽鹼是構成細胞膜磷脂質的重要營養素，會參與乙醯膽鹼的合成。乙醯膽鹼是一種非常重要的神經傳遞物質，缺乏的話，可能影響記憶力和注意力。

很多食物都含有膽鹼，如動物內臟、蛋黃、黃豆、花生或小麥胚芽等。如果有脂肪肝、肝炎、動脈硬化、記憶力衰退等情況，建議可以補充一些磷脂醯膽鹼，約500～1,000毫克。其中，卵磷脂是最天然的來源，每天吃一小匙的卵磷脂粉，就可以補充足夠的磷脂醯膽鹼，我自己在吃早餐時，會在無糖豆漿中加點黑芝麻、卵磷脂，增加膽鹼的攝取量。

另一種磷脂醯絲胺酸較特殊，如果有涉獵保健食品市場的人，應該知道有種「聰明丸」（Smart Pill），其中就含有磷脂醯絲胺酸，它是乙醯膽鹼的前驅物之一，能通過血腦屏障。研究發現，補充後可以改善短期記憶力，延緩認知功能衰退，也有助抗壓。許多植物均含有磷脂醯絲胺酸，最豐富的來源之一是大豆。如果你有記憶力方面問題，可與營養師或功能醫學醫生討論，每日補充量大約150毫克。

抗發炎的好助手薑黃素

薑黃素是薑黃塊莖中的多酚物質，傳統印度醫學阿育吠陀將其應用得淋漓盡致，目前已確認薑黃具有抗發炎、抗腫瘤、提升免疫、抗菌的功效，可能有助於整體健康。薑黃素的抗老潛力包括：

1. 具抗發炎特性： 薑黃素以強大的抗發炎作用而聞名，其調節發炎途徑的能力有助於我們老得更健康。

2. 具抗氧化活性： 可中和導致氧化壓力的自由基。

3. 有益大腦健康： 研究證明薑黃素具神經保護的作用，能延緩認知功能的衰退。科學家已經開始研究它對於阿茲海默症等疾病的潛在作用。

4. 心臟健康： 薑黃素可能對心血管有益，包括改善血管功能、減少心血管系統發炎或心肌梗塞的發生等等。

5. 關節健康： 薑黃素具有抗發炎特性，能舒緩老化引起的關節炎。

6. 癌症預防： 研究證明薑黃素具有抗癌特性，有助於預防某些癌症的發生和進展，更多相關研究仍在進行中。

雖然研究顯示薑黃素有許多好處，可每日攝取500～2,000毫克，但有研究發現，口服薑黃素的生物利用率可能有其限制，因為薑黃素進入腸道會有吸收問題，換言之，吃了很多薑黃，不見得能夠進入血液中抗發炎，目前功能醫學處方的專利薑黃配方CurQfen®生物利用率是一般薑黃的45.5倍，有興趣者可以與功能醫學醫師討論。

若從抗老層面來說，平時可在料理中加入薑黃粉當作日常保健。若家裡有薑黃粉，不妨在烹煮過程中加一點，同時灑一些黑胡

椒,因為薑黃素與黑胡椒萃取物(胡椒鹼)結合,可以增加吸收率。但薑黃加太多,菜會變得很苦,千萬不要失手放太多。

⏱ 維持生理健康的重要維生素

維生素B群

相信很多人都有吃B群的習慣,尤其是上班族,只要覺得疲累、睡眠不佳、工作爆肝,就會補充B群。

維生素B群包括B1、B2、B3、B5、B6、B7、B9、B12,以及膽鹼,對於維持人體各種生理運作,包括能量產生、解毒、造血、免疫力、腦神經系統等都非常重要,從B1到B12缺一不可,所以在醫師營養處方中,B群幾乎是必備的。以下是各項維生素B的簡單介紹:

1. 維生素B1: 缺乏時,會出現食慾不振、消化不良、過敏、疲倦、多發性神經炎、腳氣病,甚至死亡。成人一天建議攝取1～1.5毫克,食物來源包括全麥穀類、酵母、魚、豆、堅果、牛奶、綠色蔬菜。

2. 維生素B2: 主要作用是促進細胞生長,維持黏膜正常,缺乏B2可能出現口腔發炎、潰瘍,這是免疫減弱的警訊。成人的每日補充量為1.2～1.7毫克,牛奶、酵母、堅果類、黑豆、黃豆、芝麻是維生素B2含量豐富的食物。除了從飲食攝取,腸道中的微生物也會製造維生素B1和B2,但若腸道菌相異常,則會影響到體內的維生素B1、B2水平。

3. 維生素B3: 也就是菸鹼素,包括菸鹼酸、菸鹼醯胺及其他類似

衍生物。主要功能包括降低血脂、促進血液循環及血管擴張，也是維持細胞能量ATP產生不可或缺的重要營養素。富含菸鹼素的食物有豬肉、雞肉、魚貝類、蛋、牛奶、芝麻、綠豆、全麥、糙米、酵母菌、香菇、紫菜等。

4. 維生素B5：也就是泛酸（pantothenic acid），其英文名有「廣泛分布」之意，表示B5存在於多種食物中，包括各種肉類、魚、綠色葉菜、酵母菌、核果類和未精製的穀類。B5是輔酶A（coenzyme A）的前驅物，促進體內及腦細胞的能量合成，缺乏時，可能會有抗壓力差、低血糖、食慾不振、消化不良、腎臟病、睡眠障礙、神經發炎、腳痛等症狀。一般建議成人每日攝取量為5毫克。

5. 維生素B6：包括比哆醇（pyridoxine）、比哆醛（pyridoxal）及比哆胺（pyridoxamine）三種結構式，這是參與體內生理功能最多的維生素之一，對於血清素、褪黑激素、GABA（幫助大腦放鬆的重要營養素）和乙醯膽鹼的合成而言不可或缺，對大腦健康也是相當關鍵的營養素。維生素B6的食物來源包括酵母、米糠、肉類、魚、蔬菜等，每日至少需要2毫克。從抗老層面來說，缺乏維生素B6會很容易失眠、情緒低落，不利於抗老。

6. 葉酸：也就是維生素B9，和細胞分裂、DNA修復、紅血球合成、神經發育等作用關係密切，缺乏的話，可能造成憂鬱症、失智症、帕金森氏症和老化重聽，含有葉酸的食物包括深色葉類蔬菜、柑橘類水果、全穀類等。每日補充量建議為400～1,000微克，補充適應症包括消化不良、胃潰瘍、孩童發育遲緩、貧血、月經不順、懷孕、老化性重聽、失智症、帕金森氏症、憂鬱症。

功能醫學醫生常會幫病人檢測同半胱胺酸，這是一種會造成動脈血管內皮損傷的物質，可導致動脈硬化、心臟病或中風，而葉酸可以降低同半胱胺酸，減少動脈硬化和損傷。

7. 維生素B12：主要來源為動物性食品，但人體腸內菌叢也可以合成，所以素食者、胃腸疾病或接受過胃手術患者較容易缺乏B12。B12的主要功能為參與造血、細胞的分裂、協助腸胃道消化吸收一些胺基酸和脂肪酸等，每日建議攝取量為2.4微克。

8. 生物素：又稱維生素H或B7，廣泛存在於動物及植物的細胞中，同時人體腸道中的細菌也可以製造，所以較不容易缺乏。成人每日建議量為30～50微克，如果有憂鬱、失眠、指甲易碎、掉髮、白髮增多、皮膚紅腫、中樞神經系統異常等症狀，可能就要額外補充。

維生素D3

維生素D，尤其是D3，可說是近幾年人氣最旺的維生素。記得我十幾年前在談補充D3時，很多專家還嗤之以鼻，認為自行補充1,000國際單位會中毒，但近幾年大家對D3越來越了解，很多醫生也認同這個營養素的重要性。

維生素D3在營養學歸類上屬於脂溶性維生素，但目前認為D3具有類荷爾蒙性質，會進入細胞核內，影響DNA，調控基因表現，降低發炎路徑NF-kB（核因子活化B細胞κ輕鏈增強子）的啟動，間接降低發炎激素TNF-α或介白素IL-6，因此D3具有促進腫瘤細胞凋亡、抑制血管新生、抑制發炎、抗腫瘤增生的效果。

適度曬太陽是補充維生素D3的好方法，陽光（尤其是中午的

陽光，波長290～315奈米）可以將皮膚的維生素D前驅物去氫膽固醇，轉換成膽鈣化固醇D3，之後經過肝臟的活化，變成骨化二醇，然後再經過腎臟的酵素活化，最終轉變成真正具生理活性的1,25-羥基維生素D，或稱骨化三醇（calcitriol）。所以防曬過度、肝腎功能異常、膽固醇過低、飲食來源缺乏等，都可能造成活性維生素D的缺乏。

如果中午時段不方便曬太陽，下午或早上曬點太陽也可以。不過不能曬太久，因為會造成皮膚老化，但這又是另一個問題了。

從抗老層面來看，維生素D3的好處有以下幾項：

1.有助骨骼健康：已有證據顯示，維生素D3有助於鈣吸收和骨骼礦化，能強化骨質，減少骨質疏鬆和因此導致的骨折風險。

2.調節免疫功能：充足的維生素D3能改善免疫功能，有可能降低感染和罹患某些慢性疾病的風險。

3.抗發炎：前面提到，D3可直接作用於細胞核內，減少發炎激素，而發炎又與心血管疾病和某些癌症有關。

4.減少肌少症的發生：很多研究發現，補充D3可以減少肌少症的發生，尤其可避免老人家跌倒。

維生素D3主要的食物來源包括鮭魚、鯖魚、鮪魚、沙丁魚、牛肉、雞蛋、乳製品、牡蠣、香菇等，其中，香菇的維生素D較偏向D2，效果較差，但也不失為素食者補充維生素D的來源之一。根據我多年幫患者檢測維生素D3的經驗，80％的國人有不足的現象，所以還是建議每日補充維生素D3，建議劑量最少為每日25微克（1,000國際單位）。

維生素D3的吸收能力可能與基因有關，有人吸收能力很弱，

有人很強,當然沒有必要每個人都做基因檢測,除非真的有需要。簡單說,只要每天中午適度曬太陽,然後每天補充至少1,000國際單位,應該就足夠。

維生素K2

維生素K又分為K1、K2與K3。過去病人動手術時會施打一些K1,主要是希望促進凝血、抑制出血,近年來,K2則越來越受重視。K2對健康的好處有很多,包括:

1. 促進骨骼健康: 研究發現,維生素K2可以活化骨鈣素(一種參與骨礦化的蛋白質)。如果說維生素D3是鈣質的搬運工,K2就是讓鈣質沉積在骨骼裡的水泥工,兩者對骨骼健康都非常重要。針對抗老,如果遇到骨質疏鬆患者,我一定會請他補充維生素K2。

2. 有助心血管健康: 過去對於動脈硬化的患者,一般是狹窄到一個程度後放支架予以改善。但新興研究表明,K2可將動脈壁裡的鈣化斑塊移除,有助於改善動脈硬化,減少動脈鈣化,促進心血管健康。

有些研究發現,不管是冠狀動脈硬化或是洗腎患者的動脈硬化,補充K2確實可以把鈣化指數降低。所以我常跟患者說,補充K2可說是一兼二顧,既可以把血管中的鈣移除,又可以把血中的鈣再送到骨頭裡去造骨、強化骨質。

維生素K2的主要食物來源,包括綠色蔬菜、綠花椰等十字花科蔬菜,或橄欖等。如要補充,建議每日可補充90～180微克。正在吃抗凝血藥物的人補充K2無虞,K1則不能亂補充。

有助粒線體生產能量的菸鹼醯胺單核苷酸

菸鹼醯胺單核苷酸（NMN）是一種天然存在的核苷酸。前面提到的維生素B3家族就包括菸鹼酸、菸鹼醯胺及NMN這些類似的衍生物，這些化合物在粒線體生產能量的過程中扮演著重要角色。

NMN是由著名遺傳學專家暨哈佛大學醫學院教授大衛・辛克萊（David Sinclair）經過多年研究後發布而聞名。NMN為NAD$^+$的前驅物（參見第5章），在細胞內，NMN會透過菸鹼醯胺單核苷酸腺苷酸轉移酶（NMNAT）轉化為NAD$^+$。NAD$^+$是一種重要的輔酶，可在細胞呼吸作用中的電子轉移方面發揮關鍵作用，從而產生ATP，也會參與DNA修復和細胞訊號傳導等。也就是說，NMN能透過增加NAD$^+$水平，間接幫助粒線體生產能量。

辛克萊教授與研究團隊透過實驗控制細胞操作，多次重置老鼠細胞，成功讓失明的老鼠恢復視力，也讓老鼠的腦部、肌肉及腎臟細胞，回復到比原本更年輕的狀態，成功率高達75％以上，其結果已刊登於權威生物科學期刊《細胞》（*Cells*, 2020/4; 9(4): 791）。辛克萊教授進一步解釋，如果白藜蘆醇是抗老基因sirtuins的加速踏板，NMN則可以說是燃料。

其中的運作原理與機轉，應該是當NMN轉化為NAD$^+$，接著就可以啟動Sirtuins1～7長壽基因（參見第3章）並活化粒線體，同時啟動修復細胞DNA的程序，幫助幹細胞活化，從而維持端粒的長度。當以上功能運轉時，人體的免疫調節能力就會增加，慢性病的預防功效也自然提升從而延緩衰老。

目前有許多研究都在探索NMN在各種細胞和組織中的抗衰老作用，但大多在體外或動物實驗中完成。雖然NMN補充劑被認為可以提高NAD^+水平，並可能有助於粒線體功能和細胞活力，但仍需要更多的研究來證實其在人體的功效、安全性，以及對粒線體健康的具體影響。

到目前為止，美國FDA並未核准將NMN應用於抗衰老，然而許多NMN抗衰老保健品已經上市，製造商也利用研究結果積極行銷這些產品。從醫師角度來看相關研究，我認為補充NMN對身體應該沒有什麼壞處，但若要長期補充，還是要先了解NMN在人體（包括健康人和患病者）的毒理學、藥理學和安全性概況，並針對經常服用NMN的人進行長期追蹤。

必要礦物質及微量元素

鈣

鈣不只是建構骨質、牙齒的主要元素，神經傳導、心臟跳動、肌肉收縮、凝血功能、腸道蠕動等也都需要它，此外，鈣也可安神助眠、降血壓、改善大腸激躁症及經前症候群等。

鈣對健康和老化的潛在貢獻包括以下幾點：

1.促進骨骼健康：讓身體有足夠的鈣對於骨骼強度和密度非常重要，特別是停經後的婦女和年長者，當鈣質攝取不足，骨質密度容易流失，會增加骨折的風險。

2.增進肌肉功能：鈣參與肌肉收縮和鬆弛，維持適當的肌肉功能，有助於維持整體活動能力和預防肌少症。有些患者晚上睡覺容

易抽筋,我都會請他睡前補充鈣片約300～600毫克,抽筋情況就能獲得改善。

3. 維持心血管健康:充足的鈣質對於維持正常的心律和血壓非常重要,心血管健康是整體健康的重要關鍵。

鈣質來源有很多,包括檸檬酸鈣、葡萄糖酸鈣、磷酸鈣、碳酸鈣等,鈣質的吸收需考慮吸收率及組成比例,而且要搭配鎂和D3,吸收率才會高。食物中的鈣以乳製品、魚貝類、豆製品、髮菜、黑芝麻、綠葉蔬菜等含量較高,一天建議攝取量為1,000～1,200毫克,但要從食物中獲取足量並不容易,尤其是停經後婦女,以及久坐不運動、有喝咖啡習慣的人,務必額外補充優質鈣片。

雖然鈣是必需的,但過度補充鈣也會有潛在風險,血管鈣化嚴重的病人,就不能補太多鈣

鎂

我們體內有超個300種的酵素反應都需要鎂這個元素,大多數的神經傳導物質也都需要鎂的參與,不足的話會造成焦慮、憂鬱、失眠、心悸、肌肉緊繃、頭痛、睡覺時腳部痙攣等症狀。

鎂對於抗衰老的潛在貢獻包括:

1. 細胞能量產生:鎂是細胞粒線體產生ATP的輔助因子,充足的鎂能促進細胞能量的產生,對於整體活力和功能至關重要。

2. 促進肌肉和骨骼健康:鎂對於肌肉收縮和放鬆至關重要,也有助於維持骨密度,可有效預防肌少症和骨質疏鬆症。

3. 具抗發炎作用:鎂具有抗發炎特性,能調節大腦和身體的炎

症，有助於健康老化。

4.心血管健康：鎂有助於維持正常的心律和血壓，心血管健康又和老化關係密切。

鎂的主要食物來源包括富含葉綠素的蔬菜，如菠菜、莧菜、甘藍菜等，以及胚芽、全穀類的麩皮、核果類、種籽類及香蕉等。研究也發現，鎂對於維持血腦屏障完整性、降低中風後的大腦水腫有幫助。

鎂在我的抗老廚房中非常重要，我會請患者睡前補充鎂，幫助深度睡眠，提升睡眠品質。建議一天可以視情況補充100～300毫克，以液態鎂或胺基酸螯合鎂為佳。

鐵

曾有一位血液腫瘤科醫師跟我說，大約有七成女生屬於貧血，另外三成則是走在貧血的路上。言下之意，就是女性很容易貧血，也就是缺鐵，一旦缺鐵可能導致身體出問題。

雖然鐵是一種必需礦物質，對體內的各種生理功能都非常重要，包括氧氣運輸、能量產生和DNA合成等。但它在抗衰老方面的作用有點微妙，因為過高或過低都會導致氧化壓力和損傷。

鐵在體內的作用包括：

1.氧氣運輸：鐵是血紅蛋白的組成部分，血紅蛋白是紅血球中的蛋白質，可將氧氣從肺部輸送到全身組織。

2.能量產生：鐵參與粒線體電子傳遞鏈，對於產生ATP非常重要。

3.DNA合成：DNA的合成、細胞的分裂和修復都需要鐵。

若是缺鐵，容易造成缺鐵性貧血，導致虛弱、頭暈、心悸、胸

悶、掉髮、指甲易脆,甚至心臟衰竭。

　　曾有位女性患者來找我看診,想治療自己的白頭髮,我檢測後發現她的血紅素大概只有8左右(一般女性約為11以上),且這情況已經持續三、四年。仔細詢問後發現,她因為子宮肌瘤長期經血過量,卻沒有看醫生接受治療。我跟她說,她的貧血很嚴重,嚴重缺鐵,所以造髮元素與形成黑頭髮的色素產生問題,才導致她的白髮這麼多。她聽從建議,先處理好肌瘤問題,然後我請她每天從膳食營養中補充鐵,大約4～6個月左右,她有將近五分之一的白髮都變黑了,連她自己也很訝異,因為沒想到白髮居然跟缺鐵有關,男士或停經後婦女若是缺鐵太嚴重,也會老化特別快。

　　但鐵太多也會有問題,過多的鐵會沉積在肝臟中,導致肝臟的解毒系統出問題。另外,鐵參與活性氧(ROS)的產生,過量時就會導致自由基增加,造成細胞損傷,加速老化,這就是著名的芬頓反應(Fenton reaction):亞鐵(Fe^{2+})與過氧化氫(H_2O_2)反應,生成羥基自由基($\cdot OH$)。羥基自由基是一種高反應性的強氧化劑,可與各種生物分子反應,包括脂質、蛋白質和DNA,導致氧化損傷。

　　有些人常吃牛排或動物內臟,如豬心、豬肝,檢查後發現體內鐵含量很高,導致動脈硬化得特別快;同樣的,停經後婦女如果蔬菜吃得少,卻吃大量紅肉,一樣會讓鐵太多。所以鐵很微妙,缺乏或過多都會加速老化。

　　鐵的食物來源包括肉類、海鮮貝類、豬肝、紅豆、黃豆、雞蛋、豬血、紅莧菜、紅鳳菜等,一般植物來源的鐵吸收率比動物性鐵低,不過維生素C可以增加植物性鐵的吸收。如需額外補充,可

每日補充20～40毫克的鐵，最好是以磷酸鐵或胺基酸螯合鐵劑來補充，較不會有腸胃道副作用。

另外也要注意，缺鐵也可能是有消化道腫瘤。我曾碰過一位50歲男性患者，因為貧血來檢查，結果發現是大腸癌第三期，還好在我的催促治療下，目前已經痊癒。

鋅

不管是孩童的成長，到老年人的免疫平衡，都需要大量的鋅。鋅是一種必需礦物質，可在體內發揮多種作用，並參與許多生理運作。雖然鋅不能直接歸類為抗衰老化合物，但確實有助於整體健康，並可能間接影響老化的某些層面，包括：

1. 抗氧化防禦：鋅是多種抗氧化酵素的組成部分，有助於保護細胞免受自由基造成的傷害。

2. 提升免疫功能：隨著年齡增長，免疫功能往往會下降，充足的鋅有助於維持免疫功能的健全。

3. 促進傷口癒合：鋅會促進傷口癒合，雖然這點與抗衰老沒有直接關係，但傷口癒合狀況較佳對於整體健康很重要。

4. 有助DNA合成與修復：DNA合成和修復都需要鋅，有助於維持遺傳物質的完整性。

5. 保持皮膚健康：鋅與皮膚健康有關，有助於膠原蛋白合成酵素的成分，幫助維持皮膚的完整性。

6. 維持認知功能：研究顯示，若大腦中的海馬迴鋅含量不足，失智機率較高，因此充足的鋅可能有助於維持認知功能。

鋅的食物來源包括肉類、貝類、堅果、全穀、乳製品、雞蛋

等。鋅缺乏容易造成脫髮、指甲龜裂、皮膚炎及濕疹、味覺減退、嗅覺功能異常、消化功能降低、黃斑部病變、抵抗力差、孩童發育遲緩、前列腺疾病、性功能減退、不孕症。

在我的臨床經驗，阿茲海默症及憂鬱症患者血液中的鋅普遍不足。成人每日建議量約15～20毫克，有補充必要時，可增至每日20～40毫克。

硒

硒這個元素，我在攻讀營養醫學碩士時才第一次認識。當時我正在進行過敏與氣喘相關研究，發現很多患者服用包含硒的營養素後，肺功能獲得改善，讓我跌破眼鏡。因為我以前一直認為治療氣喘一定要吃藥，沒想到補充硒這種微量元素，居然能改善肺功能。此外，它也對肥胖合併睡眠呼吸中止症患者有幫助，從此硒在我心中就占有一席之地。

雖然硒不直接歸類為抗衰老物質，但它參與抗氧化防禦、免疫功能和甲狀腺激素代謝。這些作用可能間接有助於整體健康，並可能影響老化的某些層面，包括：

1.抗氧化輔因子：硒是硒蛋白的組成部分，人體中的硒蛋白有些具有抗氧化作用，如穀胱甘肽過氧化酶（肝臟重要的解毒成分）。

2.提升免疫功能：硒可以提高巨噬細胞或嗜中性球的活性，具抗癌及促進癌細胞凋亡的效果，也有助於調節免疫反應，並可能有助於身體防禦感染和疾病。

3.甲狀腺功能：硒對於甲狀腺素（T4）轉化為其活性形式三碘甲狀腺素（T3）至關重要（參見第8章）。甲狀腺功能對於新陳代

謝、能量產生和整體健康都非常重要。

4. 促進DNA修復：研究證明，硒可能在DNA修復過程中發揮作用，有助於維持遺傳物質的完整性。

5. 維持認知功能：2019年6月一篇發表於《生物醫學微量元素期刊》(Biological Trace Element Research) 的統合研究發現，阿茲海默症患者的大腦組織硒含量，比非阿茲海默症的對照組要低，尤其在顳葉、海馬迴及大腦皮質區，顯示硒元素不足在大腦退化疾病扮演一定角色。

要注意的是，雖然硒對健康很重要，但過量攝取會導致中毒。硒的食物來源包括巴西堅果、牡蠣、海鮮、肉類、大蒜、洋蔥、木耳等。口服補充形式，有機硒（酵母硒、硒甲硫胺酸）的腸道吸收率較無機硒（亞硒酸鹽、硒酸鹽）來得高，其中酵母硒較無慢性中毒的危險性，因此我建議以酵母硒（selenium yeast）來長期補充較安全。硒的每日建議攝取量為50微克，口服調理以200微克酵母硒為主，如需增加劑量，也必須定期抽血監測血液濃度。

碘

四、五十年前，台灣有很多人出現大脖子症狀，就是因為缺乏碘。碘與甲狀腺激素的合成密切相關，第8章談到荷爾蒙與抗衰老時，曾提到甲狀腺素，如果甲狀腺功能亢進，代謝太快會加速老化，若甲狀腺功能不足，代謝太慢則會出現心臟容易水腫等問題，所以維持正常的甲狀腺功能非常重要。

雖然碘本身與抗衰老無直接相關，但有些許間接關聯。以下是碘可能間接有助於抗老之處：

1.幫助甲狀腺激素合成： 前面提過，碘是甲狀腺激素的關鍵成分，這些激素在調節代謝率、能量產生，以及整體生長和發育方面非常重要。

2.促進新陳代謝： 適當的甲狀腺功能，在充足的碘支持下，對於維持健康的新陳代謝至關重要。新陳代謝有助於維持健康的體重和能量水平，兩者都與老化過程中的整體健康有關。

3.維持認知功能： 甲狀腺激素會影響大腦的正常發育和功能，雖然碘對成人認知功能的直接影響尚不清楚，但維持最佳甲狀腺功能對整體認知健康很重要。

4.增進生殖健康： 缺乏碘會導致生育問題，對考慮較遲生育的人來說非常重要。

雖然碘是必需的，但要注意，攝取過量的碘也會產生不利影響，並導致甲狀腺功能障礙，每日建議攝取量因年齡、性別和生命階段而異。在許多地區，食鹽中通常會添加碘，以預防缺乏症。

與任何營養素一樣，均衡且多樣化的飲食，包括富含碘的食物，如加碘鹽、海鮮、乳製品和海藻，是獲取碘的好方法。

鉻

鉻是一種必需的微量元素。第7章曾提到，如果發生胰島素阻抗，很容易罹患第二型糖尿病，細胞也會老化特別快。而胰島素降血糖的過程中，需要一個有力的幫手，就是鉻這個元素。以下是鉻與抗老的相關之處：

1.增強胰島素敏感性： 鉻參與胰島素訊號傳導，對於血糖的調節很重要。一些研究發現，補充鉻可能會增強胰島素敏感性，有益於

胰島素阻抗患者。

2. 促進葡萄糖代謝：鉻可在碳水化合物的代謝中發揮作用，維持健康的葡萄糖代謝可間接影響老化的過程。

3. 幫助體重管理：有證據顯示，補充鉻可能有助於減肥，但這一論點仍需更多研究證實。

如果鉻太低，容易出現胰島素阻抗，我自己幫病人檢測時發現，大約有10%的病人會缺乏。事實上，達到最佳健康狀態所需的鉻含量相對較少，大多數人都可以透過全穀物、堅果、青花菜和肉類等食物來源獲得足夠的鉻，所以飲食均衡者很少出現缺乏的現象。

我們一般補充的綜合維他命裡也含有鉻，所以我很少幫病人單獨補充，除非檢測後有缺乏，或者有糖尿病，或是處於糖尿病前期。

第 15 章

做好每日的排毒功課

談到抗老，我認為還需要認識生活中可能面對的毒素，並加以避免，這點非常重要。WHO旗下的國際癌症研究署（IARC）列舉了許多致癌物質，包括黃麴毒素、石棉、砷、苯、鎘、菸草、二手菸、檳榔、甲醛、游離輻射、室外空氣、有機磷除草劑、DDT、環境荷爾蒙塑化劑、多氟烷基物質（PFAS）等。

毒素與致癌物質看似很多，但人體其實有自然的解毒機制能夠排除毒素，所以並非只要一接觸毒素就會有風險。但我還是想提醒大家，某些生活方式的選擇和環境因素，的確可能增加毒素暴露的風險。

生活中可能接觸到的毒素

第6章曾談過許多毒素，包括加工食品和包裝食品中的添加劑、防腐劑、色素和汙染物等、非有機蔬果的農藥殘留（但我認為要達到真正的有機種植並不容易）、大型魚種的汞和其他環境汙染

物問題，還有一種小型魚馬頭魚含汞量也非常高，美國FDA也警告孕婦盡量不要吃馬頭魚。

我們常使用的化妝品和護膚品也可能含有害成分，如對羥基苯甲酸酯和鄰苯二甲酸鹽。此外，如果香水、沐浴乳或保養品聞起來很香也要注意，因為可能使用了定香劑。家庭清潔劑則可能含有壬基苯酚（nonylphenol，簡稱NP）和丁基苯酚，工作環境中的化學煙霧、灰塵、有機溶劑、重金屬等，或是室內汙染源，如烹調時的油煙、菸草煙霧、黴菌（家中過於潮濕，會讓黴菌孢子在空中散播）、居家用品和建築材料（甲醛）等，而戶外空汙如PM2.5的危害就更不用說了。

另外，之前沒提過的水質汙染也是一大問題，來源包括：

1. 工業區釋放各種化學物質，如有機溶劑、重金屬等，以及農業用藥和化肥中的化學物質，都可能透過土壤進入地下水。

2. 畜牧業產生的廢水中，可能含有動物排泄物和化學物質，影響地下水質。

3. 都市區域的排水系統，可能將雨水、汙水和工業排放物帶到地下水中。

4. 廢棄物和廢土填埋場可能釋放有害的化學物質，這些物質也可能滲入地下水，汙染周遭農田，導致重金屬殘留在作物裡，出現類似鎘米汙染事件的農作物。

因為水源汙染問題，我個人不太贊成自來水直接煮沸就飲用，更不建議直接把地下水當成食用水，因為可能有很高的重金屬汙染風險。想喝安心的好水，建議在家中安裝淨水器，但不一定需要RO逆滲透；淨水器過濾後的水也需再煮沸，因為煮沸後可以讓三

鹵甲烷揮發，減少水中殘存的毒物。

潛在毒素暴露的跡象

常有病人問我，如果體內真的含有毒素，除了請醫生檢測，我們可以透過什麼樣的身體症狀來自我判斷？關於這個問題，其實並沒有明確答案，但身體可能出現的徵兆包括：

- **消化問題**：持續的胃腸道症狀，如腹脹、脹氣或排便不規律。如吃進重金屬如鎘或鉛，可能導致肚子痛。
- **皮膚問題**：如皮疹、痤瘡，或其他皮膚狀況。如以前曾發生過的農藥DDT或多氯聯苯中毒事件，患者的皮膚就出現發炎濕疹的症狀。
- **疲勞**：不明原因的疲勞或精力不足的感覺，如體內汞過高會導致疲倦。
- **頭痛**：經常頭痛或偏頭痛。
- **呼吸道症狀**：持續咳嗽或呼吸困難，如吸進太多PM2，會導致呼吸道敏感。
- **體重變化**：不明原因的體重增加或體重減輕。
- **水腫或口臭**：有些毒素如鉛，會導致貧血、身體血液循環不佳，影響腎功能，出現水腫或口臭現象。
- **認知問題**：如腦霧、注意力不集中或記憶問題。我之前有位患者，因為確診COVID-19後覺得自己記憶力變差，於是自行購買地下電台販售的中草藥來吃，沒想到認知功能退化變得更嚴重。後來我幫他驗血，發現體內的汞很高，標準值為3以下，他的

數值居然高達20,於是緊急請毒物科醫師幫他注射排毒螯合藥物,情況才漸漸好轉。

- **肌肉和關節疼痛**:無法解釋的肌肉疼痛或關節疼痛。

這些症狀看來很普遍,真的不太容易判別。只能說,如果你的一般抽血檢驗數值沒問題,但這些症狀卻始終無法根除,或許可考慮毒素的可能。

身體如何解毒

身體的排毒其實很複雜,就像一齣連續劇一樣,要有始有終,才能夠排毒順利。這齣戲中牽涉到兩個最主要的排毒器官,一個是肝臟,另一個則是腎臟,因此,維持健康的肝臟跟腎臟功能,對抗老非常重要。

肝臟的解毒功能分為兩個階段。第一階段是由所謂的細胞色素P450系統來處理。這個系統會以複雜的氧化、還原、水解、水合、脫鹵等作用,將毒物轉換成暫時中間產物(此時的中間產物比原來的毒更毒),然後第二階段解毒步驟(又稱結合作用)上場,此時肝臟會利用穀光甘肽、硫化、醛醣酸化、甲基化、乙醯化、胺基酸結合等作用,來結合中間毒化產物,變成水溶性無毒產物,接著送入血液當中。

之後就換腎臟接力上場。腎臟會將之前肝臟處理好的水溶性無毒產物,由腎臟腎絲球過濾後,混在尿液中排掉。

看起來很複雜,若以清洗碗盤的過程為例來解釋,相信會更容易了解。

要清洗飯後油膩骯髒的碗盤時，一般會先用洗碗精洗滌（肝臟的第一階段），這時碗盤表面的油污物質會被洗碗精帶走（有毒中間產物），接著我們以大量的水沖洗碗盤（肝臟的第二階段），碗盤就變乾淨了，但這時洗碗過程產生的汙水還得排出才行，這些汙水會經由水槽、下水道排出，水槽與下水道就相當於腎臟，當下水道通暢，廢水就可以排除乾淨；如果下水道不順或阻塞（相當於急性或慢性腎衰竭），汙水排不掉，就會產生尿毒，身體當然也會出問題。

自我解毒方式大解密

既然毒素對身體有這麼多壞處，那我們平常要如何「防毒保命」，也讓肝臟、腎臟不用工作得那麼辛苦？主要有八大原則：

1. 戒菸、限酒、少吃成藥

菸酒會增加身體毒素負擔，而愛吃成藥，或是地下電台販賣的補品等來路不明的商品，更可能傷肝傷腎，破壞排毒器官的正常運作。

2. 養成多喝水的習慣

前面提過，肝臟代謝完的毒素會進入血液中，此時需要藉由足夠的水帶動血液送到腎臟，再變成尿液排出。如果喝水太少，血液流動不好，容易變得黏濁，毒素就不易從腎臟排掉，造成尿毒。

喝水，尤其喝足好水，不但能促進新陳代謝，也可以幫助體內

代謝廢物由尿液排出，減少毒物與身體細胞接觸的時間，自然可以減少腫瘤的發生。成年人請至少每日喝水 2,000 c.c.，並減少喝瓶裝水，以免喝進塑化微粒，適得其反。研究發現，瓶裝水所含塑化微粒頗多，雖不一定是塑化劑，但也是一種塑化物，會累積在體內，所以外出最好自行攜帶不鏽鋼保溫瓶，或是喝玻璃瓶裝水較安全。

3. 減少接觸汙染源

生活中盡量少用塑膠袋裝盛熱食，少用沐浴乳洗澡，不要過度使用化妝保養品，奇怪的香精或空氣芳香劑也要少用。現在很多人喜歡用香氛，希望讓空氣變得宜人舒爽，建議使用前要詢問廠商是否添加定香劑，因為每天吸進定香劑，可能導致乳癌等腫瘤的發生。

另外，也要少吃加工食品、罐頭食品（罐頭食品的內塗層可能有重金屬或多氟化合物）及大型魚；吃中藥或保健食品時，請諮詢專業人員；儘量不用殺蟲劑；防曬請用物理性防曬用品；手摸過熱感應紙或黏土玩具後，一定要洗手；裝潢家具要用環保無汙染材質；家中放置空氣清淨機；外出時要注意空氣品質 App 的即時資訊，有汙染的話請務必戴上口罩。

4. 多吃十字花科蔬菜

國外研究發現，多吃十字花科蔬菜，例如花椰菜、大小白菜、青江菜、芥蘭菜、油菜、球芽甘藍、芝麻葉、羽衣甘藍等，可以減少罹患口腔癌、食道癌、大腸癌、乳癌的機率。因為這些食物含有蘿蔔硫素及異硫氰酸鹽等植化素，會經過胃酸催化，產生吲哚等化

合物，可促進肝臟解毒酵素的活性，代謝掉環境荷爾蒙等毒素。

另外，第8章曾提到，雌激素的代謝物有好壞之分，如果壞的代謝物太多，容易導致癌症，常吃十字花科蔬菜能讓代謝物往好的方向合成。其他，包括大蒜、薑黃、酪梨、蘆筍、蘋果、柑橘類水果、芭樂、綠茶、甜菜根等，都因為不同的營養素，例如含硫化合物、薑黃素、葉酸、槲皮素、生物類黃酮、兒茶素、維生素C、甜菜根素等，而有協助排毒的效果。

5. 正確清洗蔬果

吃蔬菜雖然好處多，但因蔬菜本身可能有農藥殘留問題，所以清洗時千萬不能馬虎。用清水沖洗是大重點，不要使用鹽巴，因為會造成滲透壓改變，反而讓蔬果表面的農藥更容易進入蔬果內。其餘像是小蘇打和醋等，則可能延長農藥降解時間，增加誤食農藥的風險，並影響蔬果風味，因此也不建議。

6. 適度運動與流汗

流汗有助於毒素排除。研究顯示，汗液中可以偵測到微量重金屬，而運動就是流汗的催化劑，運動流汗搭配喝水就是很好的排毒過程。若是不容易出汗的人，可以用泡澡或泡腳的方式來發汗，也是不錯的方法。但研究發現，運動出汗會比三溫暖發汗排出較多的鎳、砷、鉛、銅等重金屬。

7. 充足睡眠

充份的睡眠可以促進肝臟修復，讓肝臟解毒效率更好，睡眠也

可以促進大腦廢棄物質的排除，降低大腦損傷及認知功能退化。中醫常建議大家11點就要就寢，因為11點到凌晨1點為子時，就中醫來說正好運行到肝經與膽經，而這兩條經絡對於解毒非常重要。

除了入睡時間不要太晚，睡足6～8小時也很重要。曾經有患者問我，如果是凌晨2、3點入睡，隔天10點起床這樣可以嗎？當然這樣也是睡足8小時，但會錯過肝臟解毒的時間，也不利於褪黑激素分泌（人體大約12點或1點左右分泌，參見第8章），更不利於抗老。

8. 控制三高，實行減糖飲食

高血壓、糖尿病、高血脂會影響腎臟腎絲球的過濾率功能，降低腎臟排毒機制。血糖及血脂肪過高也會影響肝功能，導致肝臟解毒力下降。當有脂肪肝時，限制糖分攝取可以減少肝臟脂肪堆積，有利肝臟解毒。

若想要排除塑化劑，在功能醫學診所，會經由靜脈點滴，注射協助肝臟解毒的營養素，包括穀光甘肽、維生素B群、維生素C、硒元素、鋅等，這些營養素可以加速肝臟第一及第二階段的解毒速度，快速清除體內毒素。當然，患者也需要認真落實防毒保命的八大生活飲食原則，另外每日服用包括酵母硒、魚油、十字花科萃取物、柑橘類黃酮、綠茶萃取物、維生素B群、維生素D3等營養處方，通常就能順利排毒。

如果是汞或其他重金屬太高，除了毒物科醫師會視情況以螯合藥物排毒以外，功能醫學醫師則會施打硫辛酸等抗氧化劑來協助肝臟排毒。

第 16 章

睡好覺有助抗衰老

一天有24小時，我們花在床上的時間大約占了三分之一，如果睡眠時間不足，或是睡眠品質極差，對大腦及身體的傷害非常大。偏偏現代人普遍有睡眠問題，且隨著年齡增長，失眠問題也會變得更嚴重，當然不利於抗老。

睡眠品質會影響大腦健康與壽命長短

談睡眠前，讓我們先從腦波來了解睡眠過程。

當我們清醒、專注於思考，或處於緊張、壓力大、不自在、憂慮等情境時，容易檢測到低震幅、高頻率的 β 波（12～30Hz），這是一種意識層面的腦波；當專注力下降、放鬆、放空、心不在焉，閉上眼睛後，會測到頻率較低的 α 波（8～12Hz），因為是放空時會出現，α 波可說是介於意識與潛意識之間的過渡腦波；而一旦進入淺睡期，腦波會進入更低頻的 θ 波（4～8Hz）；當進入 δ 波（0.5～4Hz）時，則進入無意識的深睡期。

另外，入睡後約1.5小時，眼球會快速的左右移動，稱為睡眠快速動眼期（REM），此時的腦波為 α 波，彷彿大腦是清醒的，但身體肌肉卻呈現極度放鬆狀態，夢境就是發生在這個時期。

我們的睡眠狀態，一般會從淺睡，進入深睡，然後跳到REM，一晚平均約有五次循環。如果一個晚上沒有五次完整循環，或是睡睡醒醒，都沒有進入深睡期，代表睡眠效率非常差，這也是做睡眠監測時要觀察的重點。

睡眠時，雖然是處於無意識狀態，可是大腦卻在享受它的淋浴時間。第12章曾提過，睡覺時腦脊髓液會將腦中廢棄物質帶走，包括乙型類澱粉蛋白，所以當你睡眠不佳，大腦裡的代謝廢物會增加，可能提高罹患阿茲海默症的機率，而好的睡眠則有助於大腦清潔，更攸關端粒的長短。

第4章曾提到，細胞每分裂一次，端粒就會縮短一次，等到端粒脫落得差不多時，就代表細胞邁入死亡凋零的階段。研究發現，抽菸、酗酒、肥胖、壓力、睡眠不足、毒物、飲食不均衡、營養素缺乏等，都與端粒體縮短速度及早衰有關。

2018年，包括美國、巴西、瑞士、印度的專家在《臨床睡眠醫學期刊》（*Journal of Clinical Sleep Medicine*）發表了一篇有關睡眠型態與端粒長短的研究，共有925位參與者，透過睡眠問卷、整夜睡眠生理檢查PSG（檢測被測者的睡眠狀態、呼吸、心臟活動等），以及抽血獲取白血球DNA資訊來進行分析。研究發現，失眠者及睡眠短於6小時的人，其端粒會稍短。有趣的是，睡眠時間大於8小時的人，端粒也會稍微短一些。這提醒我們，想要抗衰老，除了睡眠品質要好，也不是睡越久越好，最適當的總睡眠時間

可能是6～8小時之間。

另外，長期失眠也與憂鬱症及自殺念頭有正相關。2017年，美國佛羅里達州立大學馬修・邁克爾斯（Matthew S Michaels）及德州貝勒醫學院（Baylor College of Medicine）精神科醫師在《睡眠資源期刊》（*Journal of Sleep Research*）發表了一篇睡眠時間與自殺行為的相關研究。結果發現，睡眠時間不足與憂鬱症及自殺行為的發生呈現正相關，所以評估一個人總睡眠時間與他的自殺風險是必要的。

嚴重打鼾會影響健康

與睡眠有關的另一個問題，則是打呼，也有人稱為打鼾。打呼如果合併所謂的睡眠呼吸中止症（OSA）（詳見第2章），尤其是重度的話，會造成所謂的「快樂缺氧」，也就是雖然是在睡覺，可是血氧濃度一直往下掉。

平常在有意識的狀態下，我們的血氧濃度大約維持在96、97，甚至98。各位應該還記得COVID-19疫情期間，醫生經常提醒，若血氧濃度低於91，可能是肺部發炎，需要緊急送醫。可是打呼嚴重的病人若合併OSA，睡覺時的血氧濃度往往會掉到80，甚至70，我甚至還遇過患者低於50，檢查到一半時，我們趕緊將他搖醒，因為擔心再繼續檢查下去他可能會猝死。

目前醫院診斷OSA時，一般會請患者在睡眠監測室睡一晚，或請病人帶自動監測儀回家。若確定為OSA，目前醫界的主要治療模式為：

1. 非手術方法：包括減重、藥物、口腔健舌運動、口內止鼾器、連續正壓呼吸器（CPAP）等。如果是中度，甚至重度OSA，在睡覺時先配戴CPAP，可立即改善睡眠缺氧的問題。

2. 手術：耳鼻喉科醫師會針對阻塞病變實施矯治手術，如鼻腔手術、鼻咽腺樣增殖體、扁桃體切除手術、雷射手術、射頻手術，及口腔舌根顏面手術等，醫師會依照個人狀況提供適當的建議。

想了解自己到底是否打呼、嚴不嚴重等，各位可以試著填寫以下的艾普沃斯嗜睡自我評量表（epworth sleepiness scale, 簡稱ESS），然後將分數加總起來。

艾普沃斯嗜睡自我評量表

	情況：打瞌睡的頻率（0～3）	從未 0	很少 1	一半以上 2	幾乎都會 3
1	坐著閱讀時				
2	看電視時				
3	在公眾場所安靜的坐著（如在戲院或會議中）				
4	連續坐車超過1小時（不包含自己開車）				
5	下午躺著休息時				
6	坐著與人交談時				
7	沒有喝酒的情況下，午餐後安靜坐著時				
8	開車中遇到交通問題，如等火車、等紅綠燈而停下數分鐘時				

加總後,分數小於10分為正常,10～12分屬輕度嗜睡,13～17分屬中度嗜睡,18～24就是重度嗜睡了。10分以上建議就醫檢查,確認是否有OSA。

如何打造有助睡眠的氛圍

想要克服失眠,打造良好的睡眠環境很重要,建議大家試著檢視以下原則,並確實執行,以提升睡眠品質。

1. 暗黑環境有助睡眠

寢室裡盡量不要有任何光線,也不要開小夜燈,除非是為了安全考量。睡覺時,可用遮光窗簾完全隔絕外界的燈害,包括月光或街燈,這樣能讓腦內松果體的褪黑激素充分發揮助眠效果。如果還是有無法避免的餘光,可以帶上阻光眼罩。像我自己睡覺時,如果有淡淡的街燈或月光照進來就不太好睡,所以一定會把窗簾完全拉緊。

2011年新加坡大學杜克醫學院(Duke-NUS Medical School)約書亞・古利(Joshua Gooley)等人,曾在《臨床內分泌及代謝期刊》(*The Journal of Clinical Endocrinology & Metabolism*)發表一篇有趣的研究。他們選擇116位18～30歲的受試者,比較他們在不同亮度的室內光線下,體內褪黑激素的變化。結果發現,與小於3勒克斯(LUX,光照度單位。一般家庭書房的全照明度約為100勒克斯,閱讀則需要600勒克斯)的昏暗光線相比,若睡前暴露於室內光線亮度達到200勒克斯的環境,會抑制褪黑激素,導

致99％的人褪黑激素作用延遲，並縮短約90分鐘的褪黑激素持續時間。

此外，睡眠時間仍暴露於室內光線的人，會抑制褪黑激素達50％以上，更重要的是，睡覺前的照光會導致睡前褪黑激素分泌減少71％。所以睡前1小時建議不要再接觸3C產品，並將室內燈光調至黯淡。

2.降低噪音干擾

人睡著之後，耳朵還是持續開機，任何大於60分貝（相當於一般人說話音量）的音量，都會將你從睡夢中喚醒，即使是32分貝（時鐘滴答聲）的音量，也可能造成睡眠警醒，甚至中斷睡眠，所以請檢查寢室環境中，是否存在會影響睡眠的噪音物品。除了氣密窗可有效阻絕大多數室外噪音，也可以用吸音材質的厚窗簾打造極低音量的睡眠環境，如果還是有噪音干擾，使用隔音耳塞也會有幫助。

如果是聽覺超級敏感，會因為樓上拖拉椅子、洗澡，或是半夜雨聲等聲響而突然驚醒、中斷睡眠，建議可以使用白噪音（white noise），掩蓋睡眠時意外出現的干擾聲波，增加睡眠效率。白噪音有點像平常聽到的收音機沙沙聲，或老舊電風扇轉動的聲音，有需要的人可以在網路上找到白噪音音檔來播放。

當然還有更困擾、也難解決的聲音來源，就是枕邊人的打呼聲。例如我有患者就是老公打呼嚴重，導致太太徹夜難眠，幾乎要得憂鬱症。這時的解決之道，只能分房睡，否則就要使用耳塞，再不然就是治療好老公的打呼了。

3. 降低手機及3C產品的干擾

所有電子用品，包括手機、電腦都不應放在寢室中，寢室內的電視應有屏障隔離，也要避免睡前使用手機或3C產品。話雖如此，但現在年輕人將手機放在床頭的比例越來越高，這類產品的干擾問題主要有兩個，一是藍光，二是手機電磁波。目前已累積許多關於手機電磁波影響睡眠的論文，有些研究發現，手機電磁波有可能干擾腦波，造成深度睡眠縮短，影響大腦健康，也有研究認為並不影響睡眠。

但對於自制力較差的人來說，若把手機放在床邊，很可能睡前一追劇就忘了睡覺，也可能因為手機藍光的刺激，導致褪黑激素分泌不足，入睡困難，更可能因為看到社群軟體中的一些負面言論造成情緒低落，整夜無法成眠，所以千萬要注意。

4. 睡前6小時避免喝含咖啡因的飲料

第12章提過，喝咖啡有益大腦健康，但咖啡因卻可能干擾睡眠，讓人又愛又恨。一般建議咖啡因攝取以一天不超過300毫克為佳，一杯100c.c.的美式咖啡約含50～100毫克咖啡因。咖啡因的代謝半衰期因人而異，2～6小時以上都可能，在孕婦、幼童或肝功能不佳者體內，半衰期會更長。咖啡因之所以能提神，是因為它可以阻斷催眠的腺苷，並增加促進肝醣分解成葡萄糖的環腺苷酸cAMP，所以有人喝咖啡可以提神。

但是不少人下午以後喝咖啡容易失眠，我就是如此，但我過去念研究所時的指導教授，即使睡前喝一杯義式濃縮咖啡也照睡不誤。為何有如此差異？2016年，美國阿拉巴馬州伯明罕（UAB）

醫學院公共衛生學院學者尼納德・喬杜里（Ninad S Chaudhary）在《營養期刊》（*Nutrition*）發表一篇咖啡因攝取量與失眠關聯的文章，資料統計了4,730份樣本，結果發現喝咖啡的確與一些失眠症狀有關，尤其是「難以入睡」型態的失眠；而有睡足時間但仍精神不濟的「非恢復睡眠」（non-restorative sleep），也與咖啡因攝取量有關。

因為代謝咖啡因的肝臟酵素P450體質因人而異，所以雖說喝咖啡有益大腦健康，但如果喝咖啡真的容易睡不著，請改成早上喝，或是甚至不要喝。

我曾有一位患者即使早上9點喝咖啡，晚上11點還是不好睡，但只要早上不喝咖啡，睡眠就沒問題。這很明顯就是因為他體內肝臟代謝咖啡因的基因有問題，所以導致即使到了晚上，超過12小時，血液中還是有咖啡因。

那喝茶呢？其實茶葉中的茶鹼結構式很像咖啡因，茶鹼可做為藥用，具有讓支氣管擴張的作用，但是過量會引起心悸，它的興奮作用比咖啡內的咖啡因有過之而無不及，所以雖然咖啡中的咖啡因含量比茶葉的咖啡因還高，但是有時茶鹼更讓人敏感，因此有人喝咖啡不會影響睡眠，反而喝茶會失眠，有這類失眠困擾的人，建議下午就盡量不要喝茶了。

5.適量飲酒

很多患者跟我說，喝酒後真的很好睡，但這時我通常會反問，你覺得晚上睡眠深度夠嗎？白天的精神很好嗎？對方想了半天後，答案並不是很肯定。的確，適量酒精會幫助快速入睡，但也

可能造成深度睡眠減少（一般成年人深度睡眠占總睡眠時間15～20％），有時還會干擾REM期的腦波，造成淺眠多夢，甚至最後變成過度依賴酒精。

酒越喝越多不僅會造成睡眠混亂，大腦得不到適當修復，而且酒精代謝物乙醛本身也會傷腦，更何況酒精熱量高，喝多會造成肥胖，也會引起睡眠呼吸中止症，造成睡眠缺氧。曾有位男性患者為了舒緩壓力，養成睡前喝紅酒幫助入眠的習慣，但一年後居然要喝到三分之二瓶紅酒才能入睡，白天精神也越來越差，體重更是增加了8公斤。也有患者因壓力大喝紅酒助眠，喝了4、5年，到最後睡前需要喝掉一整瓶，也出現脂肪肝，甚至是肝硬化，讓他後悔不已。

如果喝酒臉不會紅，代表幫助酒精代謝的乙醛去氫酶（ALDH2）應該沒問題（詳見12章），建議睡前可以喝150 c.c.左右的紅酒，但若發現對酒精的依賴度加深，需要喝更多紅酒才能入睡，甚至越喝越多，就要想辦法改掉睡前喝酒的習慣。

6.注意寢具的適合度

挑選適合的枕頭、床墊、被單等，尤其是枕頭。枕頭絕不是光用來撐住頭部，後頸部也必須服貼，如果過高，會造成頸椎及肌肉緊繃，容易落枕、肩頸痠痛。枕頭太低或沒有枕頭，會導致下顎骨內收及舌根部位阻塞，引發打呼及OSA。所以，會打呼或OSA的患者，建議要挑選適合的枕頭，然後側睡，這樣舌根部位才不會阻塞。

床墊太軟，會造成受力最大的腰部沒有支撐點，不但睡眠品質

會變糟，而且睡醒後還會腰痠背痛。建議如果因為寢具不適合而造成睡眠障礙，可以找專業的寢具公司量身打造。鼻子及呼吸道過敏的人，記得要定時清洗枕頭套、床單及被套，如果嫌麻煩，可以考慮使用專業的防塵蟎寢具，降低因塵蟎造成過敏，而無法好好入睡的頻率。

7.適度空調

濕度60～70％，室溫維持在攝氏25～26度，是相當適合人體睡眠的溫濕度，當然，這可能因人而異，建議找出最適宜自己的就寢溫濕度。

8.睡前活動宜輕柔

睡前運動可能會造成交感神經興奮，讓血壓上升、脈搏加速，很容易精神亢奮，影響睡眠，建議運動以白天為主。曾有一位容易失眠的男士來求診，諮詢後我發現他都是晚上8點下班後去健身房運動，直到9點多才回家洗澡、用餐，可是每天晚上到12點多還睡不著。我建議他改成早上上班前去運動，晚上回家用餐後，只做一些輕度活動，或是看看書，11點多就上床睡覺。剛開始他非常不習慣，但為了改善睡眠只好試試，一段時間後發現，睡眠品質變得不錯。當然如果你晚上運動完睡眠狀況良好，也不一定要更改運動行程。

打造優質睡眠的飲食及營養素補充

除了打造一個優質的睡眠環境，營養品或飲食也可能會影響睡眠，如晚餐吃七、八分飽，可以減少腸胃不適所引起的睡眠障礙，此外，還有以下幾個重點：

1. 容易產氣的食物，晚餐不宜吃太多

包括豆類、地瓜、馬鈴薯、芋頭、玉米、茄子、洋蔥、花椰菜等，這類原本相對健康的食物，可能因為體質、腸道菌相，或是酵素不足，導致產氣過多，進而造成腸子過度蠕動，甚至腹絞痛。我自己就曾經因為上節目介紹養生資訊，吃了很多花椰菜，結果當晚脹氣不舒服，導致難以入睡，這可能就是花椰菜惹的禍。

2. 睡前避免攝取含有太多酪胺的食物

酪胺（tyramine）是一種人體非必需胺基酸，化學名為對羥基苯乙胺，雖然不會通過血腦屏障，但是會活化交感神經，刺激腎上腺分泌過多的正腎上腺素，這也可能會影響睡眠品質。發酵或加工食品含酪胺較多，例如培根、熱狗、香腸、乳酪、紅酒、啤酒、味噌，而巧克力、番茄、柑橘類也含有少量酪胺。

當然，不是說吃了這些食物就一定會失眠，但如果你有入睡困難的問題，可以檢視自己是不是這些食物吃太多了。我有位患者睡前喝紅酒都要配乳酪，結果反而精神更好，可能就是因為酪胺吃太多。酪胺太高也容易偏頭痛，所以有此困擾的人，也要避免吃太多含酪胺的食物。

3. 避免容易刺激胃酸分泌的飲食習慣

晚餐吃太飽、太快、太甜、太油、太酸、太辣，都可能造成胃酸逆流，影響睡眠品質。

另外，某些食物因含有特殊營養素而具有安神及舒緩神經的效果，包括：

- **色胺酸：**色胺酸是必需胺基酸，人體無法合成，必須透過食物或補充品來攝取。食物來源包括牛奶、香蕉、優格、豆腐、納豆、雞蛋、海鮮、肉類、堅果等，如果三餐都補充這類食物，對於助眠有加分的效果。有人則是直接補充色胺酸，以5-羥基色胺酸為主，建議劑量200～1,000毫克。

- **γ-胺基丁酸（GABA）：**GABA屬於抑制性神經傳導物質，能避免我們太過興奮。除了藉由補充品（建議200～500毫克）來補充外，糙米、發芽米、小米、黍米、芽菜、小魚乾等都含有GABA，其中以糙米和發芽米含量最豐富，所以晚上吃點糙米飯，可能有助於睡眠。

- **甘胺酸：**甘胺酸可以擴張血管、促進血液循環，配合生理時鐘降低晚上體溫，有助於睡眠。甘胺酸是非必需胺基酸，雖然人體可以自行合成，但是平時還是可以均勻攝取富含甘胺酸的食物，包括蝦子、花枝、海魚、牛、豬、雞等肉品。

- **褪黑激素：**第8章曾提過，腦部松果體會分泌褪黑激素以幫助入睡，它具有抗氧化、抗腫瘤作用。長期晚睡，或是光害，甚至時差、輪班工作等，都會造成褪黑激素分泌不足。人體內的色胺酸會與維生素B6、菸鹼酸、鎂一起在大腦轉換成5-羥色胺酸，再合成血清素，之後再進一步合成褪黑激素，所以多補充富含色胺

酸的食物就對了。

若要服用褪黑激素補充品，請從0.5毫克開始，到2～3毫克都可以。因為從血液至大腦發揮作用需要一點時間，睡前2～3小時就可以服用。需要注意的是，劑量並非越高越好，基本上超過5毫克效果就不佳。

其餘可以幫助睡眠的營養素包括鈣、鎂、茶胺酸、維生素B6、B12、葉酸、西番蓮（passionflower）萃取物等，可參考第14章。

至於現在很流行的芝麻素，具有不錯的營養價值，芝麻子富含木質素、維生素E、植物固醇、植酸等營養物質。研究發現，芝麻有益心血管健康，且具有預防癌症、保護大腦等功效（*Foods*, 2024/4; 13: 1153），我自己早餐都會在豆漿裡加上一匙黑芝麻。不過，若要說芝麻萃取物有助眠的效果，在文獻上並未有科學證據，但是如果吃了之後覺得睡眠品質不錯，那也無妨。

第 17 章

要活就要動

我們常說，要活就要動，但有趣的是，我曾遇過患者來做抗衰老諮詢，開門見山就問有沒有什麼特殊營養素，讓他可以用吃來取代運動？聽完，我只能笑一笑告訴他，這是不可能的事。

運動真的很重要，久坐又不運動的生活型態，可說是慢性自殺。一篇針對21萬多名美國居民長達21年的研究發現，每日久坐超過6小時的人，相較短於3小時者，罹患癌症、帕金森氏症、阿茲海默症、冠心病、中風、糖尿病、腎病、自殺、慢性阻塞肺病、肺炎、肝臟疾病及肌肉骨骼疾病的機率和總死亡率都比較高（*Am J Epidemiol*, 2018/10; 187: 2145–2150）。而綜觀台灣近幾年來的十大死因，久坐也會增加所有上述疾病的風險。

運動與大腦健康也有關。科學家曾研究過，當一個人失去雙手後，因為必須靠雙腳協助許多日常活動，結果大腦運動皮質區控制手部的神經細胞減少了，而控制腳部的運動區域則增加了，且變得相對活躍。研究也發現，小提琴家因為必須快速精準的按壓琴弦，所以相對應的手指運動神經皮質區範圍增大、增厚，表示這個區域

的神經細胞，經反覆刺激後活性增加了。

道理其實很簡單，就是「用進廢退」，因為經常使用某種功能，控制該區域的大腦細胞就會動起來，所以動動肌肉真的也會動動腦。

運動的好處

固定運動雖然不能完全阻止老化，但持續的身體活動已被證明可以對整體健康產生積極影響，其好處包括：

1. 促進心血管健康

定期進行有氧運動，如步行、跑步或游泳，可改善心血管健康。當身體活動時，心臟會加速供血，身體周邊組織也會獲得充足的氧氣和營養素，並將乳酸排除。

2. 提升肌肉質量和力量

肌力訓練有助於增強並維持肌肉質量和力量，這對老年人尤其重要，因為可避免肌少症；沒有運動肌肉會流失非常快。

3. 增強骨密度

負重運動，包括步行、阻力訓練、爬山、爬樓梯或原地跳躍、跳繩等，均有助於維持骨密度，並降低骨質疏鬆症（詳見第9章）的風險。

4. 促進關節健康

很多中老年人都有退化性關節炎的問題，甚至需要換人工關節。透過運動，可以保持關節的靈活性和活動性，避免沾黏，減少軟骨損傷，讓關節更健康。

5. 改善認知功能

定期運動可能有助於改善記憶力、注意力和其他認知功能，減低老化相關認知能力下降的風險。國外很多研究發現，規律運動的人罹患失智或認知功能障礙的機率較低。

6. 維持新陳代謝

運動可以幫助調節血糖，減少血糖震盪，提高胰島素敏感性，並有助於體重管理，維持健康的新陳代謝。

7. 保持情緒和心理健康

定期活動對情緒和心理健康有正面影響，可減輕壓力、焦慮和憂鬱，並提高整體生活品質。所以只要有憂鬱傾向的朋友，我常常建議他們多走路並曬太陽，不僅有助皮膚合成維生素D3，也可增加肌肉質量，更有益心理健康。

8. 強化免疫系統功能

如果想減緩老化的速度，就不能感染重大疾病，所以免疫力提升很重要，而運動有助於提升免疫力。

9. 改善粒線體功能

運動有助於平衡肌肉內部的粒線體，增強抗氧化能力，有效防止肌肉老化。另外，運動引發的活性氧（ROS）對於粒線體健康至關重要，有證據顯示，透過表觀遺傳機制，適度運動誘導的ROS能夠影響基因表現，促進粒線體活化。

10. 抑制端粒縮短

有研究發現，身體活動和定期進行中等至劇烈的有氧訓練，似乎有助於維持端粒長度。然而最佳的體力活動強度、持續時間及運動類型等，仍需更多研究進一步闡明。可以確定的是，如果不運動，端粒縮短會加速，甚至每天久坐，端粒縮短的速度也會加快。

11. 提升睡眠品質

第16章談到睡眠時，強調白天運動較適合。白天若能夠規律運動，消耗能量較快，有助於提升晚上的睡眠品質；而白天運動足夠的人，晚上較容易入睡，也能維持較長的深睡期。我常說，睡眠不佳主要有兩個因素，第一是白天想太多、壓力大，第二是白天不夠累，缺乏運動，所以有睡眠障礙的人建議一定要運動及紓壓。

選擇自己喜歡的運動

常有患者問我，什麼運動最好？CP值最高？其實喜歡運動的人不會問這個問題，會問這句話的，通常是不太運動或不喜歡運動的人，所以只想找個最簡單、經濟的方式來運動。

運動的種類很多,每個人喜歡的也不一樣,不論是網球、乒乓球、健身房、跑步、游泳、騎自行車,甚至是登山等都不錯。基於「有動總比不動好,動好動巧身心好」的原則,選擇適合自己,且能持久的運動最重要。

有氧運動與無氧運動

根據運動過程中,是否需要大量依靠氧氣代謝來燃燒脂肪、消耗熱量,可分為有氧運動及無氧運動。

進行有氧運動時,心跳需達到最大心跳率(220減去年齡)的65～85%、持續至少20分鐘,才算是有效的有氧運動,項目包括健走、超慢跑、慢跑、單車、跳繩、有氧操、游泳、騎飛輪、拳擊有氧等。舉例來說,如果你50歲,依照最大心跳率公式,從事有氧運動時,心跳要達到130、140左右才算有效,但沒有必要讓心跳衝到160、170,這樣不見得是好事。

而無氧運動是指運動過程中,以「無氧代謝」來產生乳酸,以進行能量轉化,心跳會達到最大心率的90%左右,運動過程會感到呼吸急促、心跳快速。這種短時間內達到高強度、高爆發力的運動方式,一開始肌肉纖維會出現微破壞,接著促進肌肉再生。這種循環過程可以有效增加肌肉量,因此無氧運動對於想「增肌減脂」的人幫助較大,項目包括深蹲、核心肌力訓練、仰臥起坐、伏地挺身、重量訓練、短跑等。

不過,進行無氧運動時要注意,因為無氧代謝時,乳酸會快速產生,如果沒有好好代謝掉,反而會讓酸性物質累積在體內,產生大量自由基,傷害身體。

另外，運動也不是越激烈越好。運動與身體健康有所謂的U型理論，也就是不運動和過度強烈的運動這兩個極端，均對身體有害，適度到中度的運動對身體才有好處。新聞報導常見有人跑馬拉松跑到一半倒地猝死，可能就是因為暖身不夠，或身體本身有問題所致，所以運動時務必注意自己的身體狀況，千萬不要超過身體的負荷，否則就麻煩了。

高強度訓練

1.間歇性高強度訓練： 如果年紀輕且體能不錯，希望有更優質的運動燃脂效率，可以嘗試間歇性高強度訓練（high intensity interval training，簡稱HIIT）。這種運動模式可以是不同動作的組合，或同一動作以高強度力道執行，中間搭配間歇性休息，TABATA就是間歇性高強度訓練的一種。

　　最簡單的方式，就是在操場或公園暖身後，先衝刺跑步30秒，接著快走或超慢跑1分鐘，當作是休息，然後再衝刺30秒，再快走或超慢跑1分鐘，以這種組合持續20～30分鐘，就是HIIT。

　　初學者可以1:3的比例開始，也就是高強度運動30秒，搭配90秒休息，等到心肺功能提升，則可調整到1:2，甚至1:1。這種運動訓練模式可以讓心跳輕易達到最大心跳率的80％以上，而且會比長時間有氧運動多燃燒25％的卡路里。更棒的是，即使運動結束後，身體仍然在燃脂。HIIT不需要持續長時間跑步，對有些人來說會較容易，也可避免運動傷害，但剛開始時還是會有疲累感，這時千萬不能勉強，必需循序漸進。

2.降階高強度訓練： 也有人研發出一種降階高強度訓練（reducedexertion high-intensity training，簡稱REHIT），也就是把HIIT的強度再降低一些。如熱身2分鐘後，先衝刺約20秒，然後是3分鐘的恢復時間，做緩和運動如走路、拉筋，之後再衝刺20秒，再3分鐘恢復時間。跟HIIT相比會更輕鬆一些，但同樣也能增強心肺功能。

如果你覺得要計算時間太複雜了，最簡單的方式就是按照自己的體能，先快速跑10～20秒，然後慢慢走路大約1～2分鐘，直到不會喘，然後再跑10～20秒，之後再走路1～2分鐘，這樣也可以達到HIIT的訓練效果。

我自己的方式則是在操場跑20秒後，走路1分鐘，等不累了再跑20秒，持續15～20分鐘，然後結束運動，回家後身體不會疲累，感覺也滿輕快的。

拉筋伸展也不能忽略

除了運動，拉筋伸展也是活動的一環，因為拉筋伸展有助於筋膜（fascia）的放鬆。

筋膜是指包覆在肌肉外頭的一層膜，主要是由膠原蛋白組織重疊而成，是肌肉骨骼的重要構造之一。強韌的筋膜會包覆肌肉，也確保內臟、血管、神經、淋巴等構造的穩定，因此也有人稱之為「第二骨骼」。筋膜就像是一層固體潤滑液，讓我們做任何動作時，肌肉都能順暢收縮與延展，如果筋膜沾黏，肌肉的功能勢必受到影響，導致肩關節沾黏，如五十肩或肩夾擠症候群，都是肩關節韌帶、筋膜、滑液囊等結構的沾黏或不順暢所造成，會讓肢體活動受限，造成生活上的不便。

透過拉筋伸展，可以保持身體的靈活性、防止沾黏、改善肌肉彈性和預防受傷。以下是一些常見的拉筋伸展運動：

1. 一般伸展

- **臂部伸展**：例如將一隻手臂伸直，然後用另一隻手輕拉手肘，輕輕拉伸肩部後三角肌。
- **頸部伸展**：頭部輕輕傾斜至一側，並用同側的手輕壓對側頭部，感受頸部伸展。
- **腿部伸展**：坐下或站立，將一條腿伸直，把另一條腿彎曲並抬高膝蓋至接近胸部，感受大腿的伸展。

2. 瑜伽

瑜伽包含各種伸展動作，如下犬式、坐姿前彎、貓背伸展等，均有助於提高身體靈活性和平衡，也可放鬆身體大面積的筋膜。但做瑜伽也要量力而為，千萬不要拉伸過度，出現運動傷害，我就曾遇到因為練習瑜伽不當，反而造成筋膜拉傷的患者，可說是得不償失。

3. 太極拳

太極拳的動作融合了柔和的身體運動，包括慢速伸展動作，有助於促進身體的靈活性。太極拳可以放鬆自律神經、增加免疫細胞活性、改善睡眠，對抗老好處多多。但因為它的動作慢，所以很多人認為太極拳是老人家專屬的運動，其實這個運動也包含了對人情世態的深徹洞察和智慧，建議大家可以嘗試看看。

4. 動態伸展

動態伸展是一種在活動前進行的伸展，包括踢腿、擺臂等動作，有助於加強關節的活動範圍。

5. 按摩滾輪

使用按摩滾輪或泡棉滾輪，針對肌肉進行自我按摩，有助放鬆和拉筋。

6. 伸展帶運動

伸展帶可以提供額外的拉力，有助於身體各部位更深層的伸展。

⏱「持續」運動才是關鍵

不管是運動或伸展，最重要的關鍵是「持之以恆」。如果只是三天打漁兩天曬網，不管做什麼運動，效果都不會好。想持續運動，可以善用我所創的「ATM」法則：

1. A（Attainable）

也就是以對你來說最方便又有效率的模式，來達到運動目的，不管是快走、慢跑、皮拉提斯、甩手功、騎飛輪、舉啞鈴、伏地挺身、核心肌群訓練、仰臥起坐、瑜伽、有氧舞蹈、跳繩、太極拳、八段錦、氣功、毛巾操等都可以。不需要勉強自己去做高難度的運動，或者一定要學到什麼程度。常有60多歲的中年人看年輕人在

健身房舉重、拿啞鈴，非常勇猛，所以心生羨慕，這時我反而會提醒他們不要勉強自己，避免造成運動傷害，做自己可以做到的運動就好了，甩手功也很好。

2.T（Timing）

也就是定時，盡量每天選定一個時間運動，例如早晨6點半去操場慢跑、晚飯後騎飛輪，或是每週三次去健身房練皮拉提斯。以習慣理論來說，大約21天就會養成運動習慣，大家可以依照自己的生活作息，來安排運動的時間。以我來說，因為每天固定看診，已經養成習慣晚上回家飯後做超慢跑30～40分鐘，週末則跟家人爬山、走走步道，有時去台中西屯的大坑步道，或者直接在市區走走，大約1～2小時，平均8,000～1萬步，每個月會到溪頭健走一天，吸收芬多精。總之，定時後漸漸就能成為習慣，也就不會抗拒或忘記運動了。

3.M（Measurable）

要有可計量的數據或工具。如用時間為標準，每天固定走30分鐘，有計步器的話，可以固定每天走5,000或6,000步。同時也可以自己做一個簡單的表格，以日為單位，記錄包括血壓、心跳、體重、腰圍、運動時間等，這些運動生理資訊可以讓你有參考依據，也能驗證運動的效果。

依據ATM原則，運動較容易持續。但我要強調，運動前一定要暖身，尤其天氣寒冷時，暖身不足很容易造成運動傷害。像我有位朋友，打籃球時暖身不到1分鐘就下場鬥牛，結果才5分鐘就扭

傷腳踝，換來2週的行動不便，後來每次跑步，腳踝就痠軟無力，於是開始找藉口不運動，才1年就胖了5公斤。也有患者因天冷沒有做足暖身，一到健身房馬上衝去舉槓鈴，結果突然頭暈倒地，緊急送醫後發現小腦中風出血，休養一段時間才漸漸復原。

暖身時間約5～10分鐘，天冷時則一定要做滿10分鐘，才不會造成運動傷害。暖身包括靜態暖身及動態暖身，所謂靜態暖身包括四肢軀幹、關節的伸展，將肌肉、筋膜及韌帶舒展開來，接著進行動態暖身，包括原地小跑步、原地跳躍等，暖身後會增加核心肌群的血流量、心跳速率、呼吸次數，喚醒神經活性。

在家運動的好選擇

已經有運動習慣的人，請繼續堅持下去，無論什麼運動都好。但是，如果都沒有運動習慣的人，要從什麼運動開始呢？建議就從走路開始吧！

請不要小看走路，每天持之以恆的走路，可以改善心血管疾病，活化大腦，改善情緒。國外一項針對60～80歲的中高齡走路研究發現，每週三次，每次步行30分鐘，持續12週，與偶爾走走路的人相比，其三酸甘油酯、總膽固醇與高密度脂蛋白膽固醇比率、動脈硬化指數都較低，抗氧化酵素穀胱甘肽較高，自由基丙二醛也較低，顯示中高齡族群一週至少走路達150分鐘，就有不錯的健康效益。

不喘、不累的超慢跑

如果工作一整天回家很累，連出門走路都懶時，該怎麼辦呢？前面提過，我都是在家超慢跑，至今體能維持得還不錯。

超慢跑是已故日本運動科學學者田中宏曉經過數十年研究，於2009年提出的一種運動方式，對於肌力維持，甚至增加肌肉質量均有幫助。他曾於2017年發表研究，針對一群平均70歲的年長者，請他們執行一週90分鐘超慢跑，搭配90分鐘步行，持續12週，然後評估他們的骨骼肌肉、脂肪組成及體適能狀態。結果發現，超慢跑組的長者大腿脂肪減少，有氧運動力增加，且肌肉組成上升，因此將這個簡單的超慢跑運動推薦給大眾。

超慢跑執行起來很簡單，而且不會氣喘吁吁，不受場地限制，還可一邊看電視或聽音樂，一邊進行，非常適合不想出門或不愛運動者踏出第一步。訣竅很簡單，1分鐘大約160～180步（現在有App可下載節拍器軟體，1秒大約3拍），原地或前進都可以。跑步時腳步不宜抬高，踏地時前腳掌先落地，然後腳跟再著地，膝蓋適度微彎。一般來說，因家中地板偏硬，如果長期赤腳在地板上踩踏，膝關節承受的力道較大，因此建議準備一雙室內專用的運動鞋，然後穿上襪子來跑，以保護膝蓋。

有一位女性患者因為糖尿病、肥胖、高三酸甘油酯困擾許久，我請她每天一邊追劇，一邊執行超慢跑40分鐘，結果3個月瘦了6公斤，糖化血色素A1C從8.5降到7.4，三酸甘油酯也從原來的320mg/dL降到180mg/dL，許多以前穿不下的衣服，現在也可以穿了，讓她非常開心。也因為效果顯著，且看似不難不累，先生也開始跟著做，幾個月下來鮪魚肚消了不少，連困擾許久的胃酸食道逆

流也不藥而癒。

可強健大腿肌肉的深蹲

另一個在家也可以做的運動，就是深蹲。如果想增加大腿肌肉量，深蹲可說是一個很好的選擇。我們要訓練的肌肉當然很多，如手臂、背部、胸部等，但CP值最高的就是練大腿。深蹲可以強化大腿的股四頭肌，對於全身肌肉的維持與增加均有好處。

2019年，東京大學生命暨運動科學所久保慶太郎於《歐洲應用生理學期刊》（*European Journal of Applied Physiology*）發表一項有趣的研究，找來17名男性，隨機分成兩組，接受為期10週，一週兩次的訓練，一組做全深蹲，一組做半深蹲，然後以磁振造影MRI來評估肌肉的變化。結果發現，整體來說股四頭肌（除了股直肌），全深蹲組增加4.9％，半深蹲組增加4.6％，大腿內收肌和臀大肌在全深蹲組分別增加6.2～6.7％，半深蹲組分別增加2.7～3.2％。所以他們確認，不管是全深蹲或半深蹲，均可增加大腿肌肉量。

全深蹲可能對許多人來說比較困難，建議可從半深蹲開始練習，訣竅是：

1.雙腿打開與肩同寬並稍微外八，維持骨盆與脊柱、腹部核心穩定。

2.吸氣臀部往後推，下蹲至大腿約與地面呈平行。注意膝關節盡量不要超過腳尖。

3.吐氣，用臀部與腿部力量回到起始位置。早晚各做20～30次。

過程中需注意，下背要挺直向上延伸，並將意識集中於臀部與腹部肌群，收縮夾緊，也就是練習凱格爾運動（即提肛運動）時，骨盆腔底肌肉群收縮的感覺。這對於改善子宮下垂、骨盆腔無力，以及男性的攝護腺保養均有幫助。

　　練習一段時間後，可進階到雙手各持1～2公斤重的瓶罐或啞鈴以增加負重，若是年紀較長，建議一開始可以從靠牆深蹲練起。

　　還有另外一種333緩深蹲，就是吸氣3秒同時往下蹲，維持3秒不動，然後吐氣3秒同時緩緩起身，我自己有時也會做這種333緩深蹲。因為快速的深蹲，膝關節無法休息，但緩深蹲在下方維持3秒時，可讓大腿股四頭肌持續收縮，對於增加肌肉會有更大效益。

第 18 章

與自然萬物融合

除了飲食、營養及運動，自然界中還存在著許多事物可能對我們的整體健康有正面影響，雖然不一定每種都有強力的科學證據，但如果你嘗試後覺得有助身心放鬆，或許也能達到間接抗老的功效。

日光療癒

也就是曬太陽，日本人稱為曬療。曬太陽有許多好處，包括：

1. 產生維生素 D

紫外線 B（UVB）可刺激皮膚產生維生素 D，而陽光是 UVB 輻射的天然來源。維生素 D 對於鈣和磷的吸收至關重要，可促進骨骼健康發育，也有助於身體抗發炎。曬太陽時，以中午陽光的波長對皮膚合成維生素 D3 較有效果，但要注意不要曬傷，下午或早上的陽光也可以（詳見第 14 章）。

2.改善情緒

陽光照射與血清素的釋放有關。血清素是一種有助於產生幸福感的神經傳導物質,可以幫助緩解季節性情感障礙(SAD,在高緯度、較少機會曬太陽的國家如北歐各國等,秋冬出現憂鬱症的患者特別多)的症狀,並改善整體情緒。

3.調節晝夜節律

暴露在自然光下,尤其是早上曬點太陽,有助於調節晝夜節律及「睡眠—覺醒」週期,改善整體睡眠品質。研究發現,有規律接受日照的人,晚上睡眠品質較佳,不過睡眠不佳者如果下午4、5點接受強烈日照,有時直至睡前還會存在一些效應,反而抑制褪黑激素的產生,如果可以,請盡量在早上曬太陽。

4.讓皮膚健康

適度曬太陽會對某些皮膚病產生正面影響,例如牛皮癬和濕疹,其中乾癬屬於自體免疫疾病,有一種光療法,照光反而會抑制發炎。不過,還是要提醒大家,過度陽光照射會導致曬傷,並增加皮膚癌的風險。

5.改善免疫系統

曬太陽有助產生維生素D,而維生素D能改善免疫反應,增強免疫力。

6.促進心血管健康

有少數研究證明，陽光照射可能對心血管有益，包括降低收縮壓血壓，然而此領域還需更多研究進一步證實。

雖然陽光對健康有益，但在以上正面效益和潛在風險（如曬傷和增加皮膚癌）之間，還是需要取得平衡。一般建議可以在中午曬個10～15分鐘就足夠，如果要在陽光最強烈的時候外出超過20分鐘以上，則建議塗抹防曬乳、穿著防護衣，並佩戴太陽眼鏡，避免受到陽光的傷害。

如果適度曬太陽之後抽血檢測維生素D3仍不足，還是要額外補充維生素D3。

熱療

很多人去日本旅遊時，都喜歡去泡湯或做岩盤浴，覺得對身體健康有好處，這就算是一種熱療（Thermotherapy）。熱療是一種利用熱量來治療或促進身體健康的方法，包括溫泉浴、泡腳、熱敷、熱石按摩等。雖然有些人主張熱療可能有助於抗老，但相關科學研究的結論並不一致。熱療可能的潛在好處包括：

1.促進血液循環

可以擴張血管，增加血流，順利運送氧氣和營養到身體各部位，可能有助於維持皮膚和組織的健康。

2.緩解肌肉緊張

可以放鬆肌肉，減緩肌肉緊張和僵硬，就好像泡澡後，乳酸排出和疲勞恢復都比較快，讓人覺得比較放鬆，全身的痠痛好像都消除了。

3.促進關節靈活性

溫熱的環境可使關節更靈活，有助於改善關節的運動範圍和緩解關節疼痛。就像關節不舒服時，復健科診所會用超音波或熱療墊等協助熱療，結束後你會覺得關節循環改善，疼痛也減少了。

4.減輕壓力

溫熱的環境被認為有助於放鬆身心，減輕壓力和焦慮，有益於緩解與老化相關的心理壓力。年紀漸長後，有時焦慮感和壓力也會隨之增加，這時泡泡澡、泡泡腳，或是做個溫泉浴，都可以釋放身心壓力。

對於熱療，我認為只要泡完後感覺舒服，不要造成皮膚的傷害，對身體應該無妨。尤其是四肢冰冷的人，冬天可以透過泡腳來改善血液循環。泡腳的水溫約攝氏40～41度，水的高度大約是小腿的一半以上，如此就可達到不錯的效果。

遠紅外線

遠紅外線（Far Infrared Rays，簡稱FIR）是一種電磁輻射，波長在5.6～1,000微米（μm）之間，顧名思義，就是其波長位

於可見光譜的紅外光（波長700奈米～1毫米）的較長波段區域，因此稱為遠紅外線。遠紅外線治療也算熱療的一種，有些研究發現FIR有下列好處：

1. 可滲透到深部組織

FIR的波長相對較長，頻率較低，因此能穿透皮膚進入深部組織。以FIR燈或儀器照射皮膚後，能滲透到深部組織，熱效應相對較佳。

2. 熱效應

FIR能夠引起物體的熱效應，意味著它可以加熱物體，包括人體組織。這種熱效應可能有助於提高血液循環和放鬆肌肉。FIR的熱效應比前面提到的泡澡、泡腳或溫泉更快速，對於深部組織的肌肉，包括筋膜、韌帶、關節、軟骨組織等，具有促進循環效果。

其實在自然界中，有很多FIR來源，包括陽光中也含有FIR。現在FIR被廣泛應用於某些療法和產品中，如FIR治療儀或紡織品，使用遠紅外線儀器，照起來應該會感覺身體熱熱的，手腳也比較溫暖。在部分醫療和健康領域，有人主張FIR對於促進血液循環、緩解肌肉疼痛、減輕壓力等可能有益，然而科學研究結果目前並不一致，還需進一步的研究和評估。使用FIR治療或應用時，建議最好在專業醫療監督下進行，並謹慎使用。

我個人認為，如果有肌肉緊繃或肌肉痙攣等情況，以FIR治療應不至於對身體有害。我有一位患者關節終日疼痛僵硬，情緒連帶受到影響，甚至出現憂鬱情況，也要常吃藥抑制疼痛。我請他在家

裡泡泡腳，但他覺得泡腳太麻煩，於是我建議他購買FIR儀，之後他每天在家用FIR照腳，發現居然可以緩解疼痛，情緒變好許多，睡眠也獲得改善，後來檢測他的身體發炎指標，居然也下降了，這或許算是間接的抗老功效吧！

洗冷水澡

水是大自然的恩典，沒有水，人就會死亡，事實上，就連洗澡的水溫也與抗老有關。大概二十多年前，我就注意到父親常洗冷水澡，我問父親：「這樣洗澡不冷嗎？」他說不會，而且因為新聞報導說這樣對抗老有幫助。那時就讓我對洗冷水澡留下深刻印象。

第3章曾提到，脂肪組織有白色脂肪和棕色脂肪之分。白色脂肪主要負責儲存能量，而棕色脂肪則會燃燒卡路里以產生熱量，對身體產熱很重要，而藉由洗冷水澡來達到冷暴露的效果，可以促進棕色脂肪的活性，減少肥胖的體質（*Front Physiol*, 2022; 13: 917084））。

棕色脂肪主要分布在人體特定區域，如成人的頸部、上胸部、脊椎周圍和腎上腺上方。新生兒和嬰兒的棕色脂肪比較豐富，因為它在幫助新生兒維持體溫方面能發揮重要作用。然而隨著年齡增長，成人的棕色脂肪量通常會越來越少，特別是老年人，棕色脂肪的分布又相對較少。

棕色脂肪與抗老的關係

以下是棕色脂肪被認為與抗老可能相關的原因：

1. 可以產熱，促進卡路里燃燒：棕色脂肪的獨特之處在於其含有

大量粒線體，負責能量產生。當棕色脂肪增加，也能增加粒線體的數量，有助於抗老。另外，啟動棕色脂肪時，它會燃燒卡路里來產生熱量，這個過程能增加卡路里消耗，有助於體重管理。

2. 促進新陳代謝： 棕色脂肪的啟動與改善新陳代謝有關。研究證明，具有較高活性棕色脂肪水平的人，可能具有更好的葡萄糖代謝、胰島素敏感性和體脂指數，也因此，可能具有抗衰老效果。

3. 抗衰老，抑制發炎： 棕色脂肪可能分泌一些因子，如脂肪激素和細胞因子，對其他組織產生系統性影響，這種組織間的訊息傳遞有益於整體健康，並有助抗衰老。另外，當棕色脂肪較多時，白色脂肪釋放出來的發炎物質也會大量減少，也有助於抗老。

2020年還有一個研究發現，冷暴露，也就是常常洗冷水澡，或常常處於寒冷環境下，能透過促進骨頭生成，且抑制破骨細胞的增加，達成增加骨質密度的效果（*Front Endocrinol* (Lausanne) 2021; 12: 778019）。另外，也有研究人員正在探索啟動棕色脂肪對肥胖、第二型糖尿病和代謝症候群等的治療潛力，如果能夠安全開發提升棕色脂肪活性的策略，則可改善健康，並緩解老年性的新陳代謝下降。

如果想練習洗冷水澡，建議從夏天開始慢慢練習，接著於春天和秋天嘗試，千萬不要冬天時貿然洗冷水澡。

森林療癒

想跟自然萬物融合，另一種很重要的療癒方法就是森林療癒（Forest Therapy），韓國和日本都做過許多相關研究，證明森林療癒有很好的效果。有一項針對森林中短暫漫步對於心理狀態影響的

研究，共有585名，平均21.7歲的人參與，研究發現，以約15分鐘的時間穿越森林及都市兩種不同路線後，在森林中短暫走路可以明顯降低憂鬱、沮喪、緊張、焦慮、憤怒、疲勞、迷茫、敵意等負面情緒。顯示在森林中漫步，對於心理素質的重塑、復健有極大好處。（*Int J Environ Res Public Health*, 2018/12/10; 15:2804）

而另一個針對免疫細胞的研究，也證實包含森林療癒的運動對免疫提升效果更佳。研究者從日本東京三家大企業挑選了12名37～55歲的健康男性參與試驗，請他們在三個不同的森林中進行三天兩夜的旅行。第一天，受試者下午在森林步行2小時；第二天早上和下午，則分別在兩個不同的林地裡走了2小時。經過抽血檢測發現，91%的受試者在旅行後都表現出更高的自然殺手細胞活性，平均增加了約50%（*Int J Immunopathol Pharmacol*, 2007/4-6; 20: 3-8）。顯示透過運動加上森林療癒，也可以達到自然增加自然殺手細胞的效果。台大有醫師複製了這個研究，也得出相同的結論。

負離子和芬多精是森林療癒的黃金雙寶

想要預防癌症，增加免疫系統中自然殺手細胞的活性很重要，現在我們不需要透過細胞治療，只要森林裡走路運動就可讓殺手細胞活性自然增加，真的是很棒的一件事。

森林療癒為何有這些好處？主要是因為森林中有著充滿負離子的乾淨空氣和芬多精，這兩種物質可說是森林療癒的黃金雙寶。負離子因為帶有負電荷，可以和空氣中的灰塵與懸浮微粒結合，而沉降於地面，且負離子也具有活化細胞、改善大腦皮質功能、改善自律神經失調的效果。

而芬多精是林木為了自我防禦，抵抗細菌、黴菌，降低動物昆蟲寄生或啃食所釋放出來的揮發性有機化合物，其中包括柳杉針葉林釋放的檸檬烯（Limonene）或樟樹闊葉林所釋放出來的芳樟醇（Linalool）等。芬多精具有穩定情緒、降低氣管炎發作機率等作用，這都是老天爺透過大自然贈與人類的瑰寶，建議大家好好珍惜、利用。

　　從抗老層面來說，森林療癒是一個很值得推廣的與大自然接觸的好方法。如果有機會，建議一個月可以去走一趟森林步道，就算只走1～2小時，對於強化免疫系統都有很大的好處。

負離子對健康的影響

　　很多人對負離子應該不陌生，現在也有一些負離子相關產品，包括眼罩、口罩、棉被等等，研究顯示，負離子對健康的潛在影響包括以下幾點：

1. 保護粒線體：負離子的抗氧化作用可以中和自由基，減少細胞損傷。而粒線體很容易受到氧化壓力的影響，所以負離子可能有助於保護粒線體。

2. 提高氧氣利用率：研究證明，空氣中的負離子可增強人體利用氧氣的能力，提高氧氣利用率有利於細胞內的反應和活動，包括粒線體的細胞呼吸作用，提升產生ATP的效率，但還要更詳細的研究加以證實。

3. 緩解壓力：慢性壓力會影響粒線體功能和整體細胞健康，而負離子則有助於減輕壓力和改善情緒。有些研究發現，使用負離子相關產品，如負離子產生器等，能舒緩壓力，改善憂鬱。

4. 影響呼吸功能：負離子通常存在於有流動水的環境中，如瀑布或海浪。在這種環境中吸入帶負電的離子，對呼吸系統有益，並進而影響氧氣向細胞（包括粒線體）的輸送效率。我自己感覺在負離子高的環境裡，如瀑布或森林中，呼吸起來特別順暢，吸進來的空氣好像讓胸腔能量也變強了。

雖然這些觀點很有趣，不過，關於負離子對粒線體功能的具體影響，還需要更多科學證據來進一步證實，我們可以確定的是，負離子對於整體健康確實是有助益的。

接地（在草地上赤腳行走）

如果沒時間去森林步道走走，在都市中也有另一個接觸大自然的好方法，那就是在草地上赤腳行走，也稱為「接地」。中醫認為，天為陽、地為陰，大地是陰氣的重要礦藏，經常赤腳在土地上踩踏或行走，可以「接地氣」，促使大地之氣經由腳底的湧泉穴進入人體，達到養陰的效果，幫助穩定自律神經系統，進而改善睡眠。

儘管某些說法的科學證據有限，但「接地」還是被認為具有以下潛在健康益處：

1. 與大自然接觸

在環繞著綠色植物的戶外環境中，腳踩綠色草地，能讓人放輕鬆，且腳上那種特別的觸感，也可能給大腦皮質層帶來不同的感受，活化一些較細微的神經反應，可減輕壓力並改善情緒。也有

研究發現，在草地上行走可降低腎上腺皮質醇的分泌，有助減少壓力。

2.電子轉移

一些「接地」的支持者認為，與地球表面直接接觸，如赤腳在草地上行走，可以讓電子從地球轉移到身體，也讓身體能量出現一些轉移與變化，具有抗氧化作用，並減少炎症發生，但還需要更多研究來深入了解這些機制。

3.感官的刺激

在草地等不平坦的表面上行走，會使用到不同的肌肉，也能刺激腳的本體接收器，將訊號回傳腦幹，有助於改善平衡、協調本體感覺，也能改善足底筋膜炎。

如果偶爾能在一個很自然的環境中腳踩大地，對放鬆神經與壓力應該會有不錯的效果，不過還是可能會因為個人情況的差異而有不同反應，此外也要考慮實際情況，如避免走在噴灑過殺蟲劑、農藥的草地，因為這些有毒物質也可能經皮吸收。此外，也要小心草地上的尖銳物體，更要注意衛生，避免踩到貓狗或鳥類的排泄物。

寵物的慰藉

自然萬物裡另一個重要的存在，就是其他生命，如動物。與其他生命連結互動所帶來的療癒，稱為寵物療癒（Pet Therapy），在國外已有很多研究與討論。

相信很多人家裡都有養寵物，不管是常見的貓、狗、天竺鼠，或其他動物，在彼此陪伴的過程中，均有助於增加幸福感和減輕壓力，從而間接影響老化過程。以下是養寵物可能帶來的一些好處：

1. 陪伴與支持

寵物，尤其是狗和貓，可以提供陪伴和情感支持。人類和寵物間的連結能減少孤獨感，感覺被需要與支持，有助於情緒健康。下一章會談到孤單與寂寞對老化是非常大的殺手，而寵物的陪伴能減少非常多孤獨感。

2. 增加體力活動

飼養寵物，尤其是狗，一定得帶牠出門散步、玩耍，不能把牠關在家裡。我有些患者不愛任何運動，唯一的運動就是遛狗，我認為這樣也不錯，因為出門遛狗30、40分鐘，自己也走了30、40分鐘。有些人就發現，養寵物時需要額外花體力陪伴寵物，同時也間接做了一些身體的活動。（運動對抗老的好處參見第17章）

3. 減輕壓力

與寵物互動已被證明可以減輕壓力，並促進自律神經放鬆，能對整體健康產生積極影響，並間接促進幸福感。

4. 增加社交聯繫

養寵物可以增加社交互動，寵物主人可能因此多結識一些人，也有機會多參與一些寵物相關的活動。對抗老來說，有社交團體活

動非常重要。

5.養成規律的生活作息

為了照顧寵物，主人通常也跟著有規律的日常作息，規律的作息可以提供一種結構感和目的感，有助於形成更平衡和充實的生活。我有一位好朋友因為每天早上6點就要帶狗出門散步，所以每天時間一到就會起床，不然狗會一直叫。出門後他讓兩隻狗在社區草地上追滾走跑20分鐘，自己就在旁邊拉筋伸展，無形中也養成早起運動的好習慣。

養寵物的好處與情感牽絆，能讓人身心滿足與放鬆，不過一旦寵物離世，那種傷心難過也可能影響非常巨大。我自己沒有養寵物，就是因為小時候家裡養了一隻狗，記得牠過世時，我大概有一、兩個星期都吃不下飯，心裡很難受，只要想到那一幕，就會讓我打消再次養寵物的念頭。幸好身為一名醫生，平日跟患者有許多互動，能從中獲得一些社會性支持。但如果你的社交圈真的太小，且壓力非常大，若有人能一起協助養寵物，相信寵物療癒對於身心放鬆、睡眠紓壓都會有很大的好處，當然也有助於抗老。

第 19 章

多與人良善互動

多多與人互動，且是良善的互動，也能抗衰老。2015年有一篇大型研究論文指出，人若是處於孤獨且社會隔離的狀態下，也就是沒有太多互動或社交行為，死亡率將會提高29～32%，罹患心血管疾病或失智症等的機率也會增加（*Perspect Psychol Sci*, 2015/3; 10: 227-37）。

孤獨造成老化的原因

孤獨可能對整體健康產生各種負面影響。當然不是一天沒有與人互動或講話就會出問題，而是指長期的孤獨或獨老。雖然孤獨本身可能不會直接導致衰老，但它可能會加速某些老年性的健康問題，以下是孤獨可能影響老化的原因：

1. 增加壓力

孤獨會讓人感覺孤立與缺乏社會支持，進而產生慢性壓力，而

長時間的壓力會導致壓力荷爾蒙釋放，對身體產生負面影響，包括加速老化。這樣的人可能因為無助，或是對未來感到茫然，或有潛在焦慮而不自知，但抽血檢測常發現腎上腺皮質醇的數值較高。

2. 影響心理健康

長期孤獨、獨居，或沒有人照顧，對心理健康絕對有影響。心理健康會影響認知功能和整體健康，也會容易憂鬱、焦慮，導致老化過程加速。

3. 發炎指標上升

長期孤獨與體內發炎增加有關。如果檢測這些人的血液，會發現發炎指標IL-2或是CRP均較高（*Brain Behav Immun*, 2024/1; 115: 727-736），而發炎程度升高又與各種老年性疾病有關。

4. 睡眠中斷

孤獨會導致睡眠障礙，而睡眠不佳則會影響整體健康，並可能導致老化。這樣的人因為很常白天沒事就睡一下，所以晚上該睡時便睡不著，睡眠也容易中斷。睡眠中斷會讓睡眠深度不夠，也讓大腦沒有足夠的修復時間，廢棄物質如類澱粉蛋白沉積物容易累積，增加失智風險。

5. 生活方式不健康

孤獨的人可能更容易選擇不健康的生活方式，如想吃什麼就吃什麼，不重視營養、不常出門活動或濫用藥物等，這些均可能導致

過早老化。

6. 忽視身體健康

社會孤立的人因很少參與能促進健康的活動和預防性醫療保健措施，如注射疫苗或社區健檢等，可能加劇老化的影響。

愛的荷爾蒙 —— 催產素

與人互動對身心有許多正面的影響，也確實會影響身體內的荷爾蒙分泌，尤其是促進身體釋放催產素（oxytocin）。之所以稱為催產素，是因為女性臨盆，子宮準備收縮時，會大量分泌這種荷爾蒙。當母親看到初生嬰孩，幸福與美好的感覺油然而生，也是催產素帶來的效果。

此外，當伴侶間有如擁抱、親吻、牽手等親密行為時，身體也會釋放出這種荷爾蒙。事實上，不只伴侶之間，與親人、朋友的互動和分享情感等社交行為，也會促進身體釋放催產素。另外，人類從原始慾望如性高潮或自慰等會獲得一種欣快的感覺，也是因為有催產素的關係，因此催產素又稱為愛的荷爾蒙，也是一種幸福荷爾蒙。也有很多研究發現，當處在孤獨、孤單的狀態時，催產素的分泌會減少。

催產素的作用

概括來說，催產素的作用包括以下幾點：

1. 從創傷恢復：經歷如戰爭、天災人禍、暴力事件等極端創傷事件

之後，有些人的情緒可能久久無法平復，甚至引發精神上如沮喪、焦慮、易怒、情緒低落等症狀，稱之為創傷後壓力症候群（Post-Traumatic Stress Disorder，簡稱PTSD）。如911恐怖攻擊事件後就有研究發現，許多經歷這個事件的人都出現PTSD，不只憂鬱沮喪，連自殺率也增加了，而催產素能幫助人們從PTSD中復原。

2. 抗發炎及氧化：催產素本身就是一種抗發炎與抗氧化的荷爾蒙，有助於減少自由基的生成，防止細胞受損，對發炎反應也具有調節作用，可降低發炎物質的釋放。

3. 改善血糖耐受性：催產素會影響胰島素和葡萄糖的代謝，進而調節體內的血糖。

4. 降低血壓：感受到他人的愛，或是自己有所依靠，這種愛的交流能促進催產素分泌，讓心血管放鬆，進而降低血壓。

5. 增加社交行為：催產素的增加能發揮調節情感、增進信任和建立群體凝聚力等作用，增加與人交流的意願及社交行為。

6. 影響食慾和進食行為：有研究發現，催產素可能有抑制食慾的作用，也就是說讓你不要吃太多。因為當你有幸福感，心情愉悅，自然就不需要靠吃東西來滿足自己。

2011年丹麥有一個大型研究，針對兩萬多名準備生產的女性，包括自然生育與試管嬰兒等，探討生育對於女性健康及壽命的影響。結果發現，相較未生育的女性，生育過的女性有更低的死亡率（*Human Reproduction* 2011, 26: 2401-7）。

如同靈長類動物的猴子媽媽會親暱的幫小猴子梳理毛髮，透過與孩子的互動和親密接觸，如摸孩子的頭髮、臉頰，抱抱他、親近他等，能讓女性獲得很大的慰藉，也會增加催產素的分泌，湧現幸

福感，進而對整體健康和壽命產生正面且積極的影響。這種經由接觸而來的關愛行為，類似所謂的毛髮梳理（hair grooming），也可稱為社交梳理（Social grooming）。

如何增加體內催產素的分泌

無論是人類或靈長類動物，都能透過彼此間的互動、社交行為等，促進催產素分泌，讓自己不再感覺孤獨，有助於抗老化。那我們要如何增加體內催產素的分泌呢？

1.有小孩或寵物陪伴：前面丹麥的研究提到，有孩子的媽媽整體健康情況較佳。但是，是否生育子女每個人有各自考量，如果沒有小孩，或許也可以養寵物，寵物的陪伴可以增加催產素的分泌，也會帶來其他好處。（詳見18章）

2.與人眼神交會：眼神交會也能增加催產素的分泌，所以我跟患者談話時，會有意的看著對方眼睛。不過當然不是瞪大眼睛看著對方，而是要帶著溫柔的眼神傾聽，這樣對方也會回以善意的眼神。

3.泡熱水澡：淋浴也能增加你幸福感。因為熱水可以幫助身體放鬆，這種舒服的感覺可能會引發催產素的釋放。

4.性行為：與親密伴侶間的性行為，或是透過自慰方式獲得高潮，也會增加催產素的分泌。

5.觀看感人的電影：在此要特別強調，不是看那種嚇人的恐怖片，而是能讓你熱淚盈眶的電影。我記得有次和太太看了李察基爾主演的〈忠犬小八〉（Hachiko: A Dog's Story），電影中的狗狗每天都會去車站迎接主人下班，直到有天主人出事，再也沒有回來，忠心的狗狗仍每天在車站等，如此日復一日、年復一年。那種寵物與

主人間的深刻情感，看得我和我太太眼淚直流，忍不住互相擁抱，也更珍惜眼前的幸福。那種珍惜當下的幸福感覺，也會增加催產素的分泌。

6. 聽喜歡的音樂：音樂會影響情緒和心理狀態，當聽到自己喜歡的音樂，會感覺快樂、輕鬆和愉悅，可能促進催產素的釋放，也有助於減輕焦慮和壓力。

7. 當志工：我常建議退休的人去當志工，因為能從與他人互動中，建立情感連結，也找到自己的生活意義，這些都有助於釋放催產素。即使你所協助的人只是回報一點溫暖的眼神，你也會感到非常幸福。

8. 按摩：按摩時的身體接觸和肌肉放鬆，可以降低壓力和焦慮，讓心情愉悅，也可促進血液循環，刺激催產素的釋放。常有患者問我按摩好不好，我其實滿推薦的，只要注意不要按到受傷就好了。

9. 施比受更有福：不管是送朋友禮物或請人吃飯，甚至只是言語上的讚美等，都能帶來滿足感和幸福感，研究發現，也可增加催產素的分泌。即使對於陌生人表達善意，如幫助流浪漢等，讓對方可以好好吃一餐，也是一種給予的好方式。

10. 冥想：冥想是一種深度放鬆和專注的練習，可以減輕壓力、改善心理健康狀態，也能增加催產素的釋放。更多冥想相關技巧，後文會再談到。

藍區的抗老啟示

第12章曾提到藍區，也就是國家地理學會探險家布特納，長

年研究世界各國最健康、最長壽之人的生活方式後,所提出的概念。除了先前提到的藍區飲食型態,當地住民的社交互動和行為,也對抗老多有助益,建議可將其中一些原則納入自己的生活中,再依適合自己的方式進行調整。

1. 日常的體力活動
定期進行體力活動是藍區居民的共同特徵,他們經常進行低強度的活動,如步行、園藝、體力勞動,或是在牧場裡騎馬、放牧等,將運動融入生活中。

2. 強大的社會連結
藍區居民會固定跟老朋友聚餐、喝點紅酒,或一起從事園藝或討論事情。這種心與心的情感連結,能帶動催產素的分泌,增加幸福感,也能獲得歸屬感和支持感,穩定精神及情緒。

3. 目的感
藍區居民往往有強烈的使命感和和生活理由,他們不認為老了人生就沒有意義,他們會有目標,希望帶領社區朋友共同從事某些活動,若社區裡有人遇到困難,大家會互相協助。因此我常說,人不能像航行於汪洋的孤舟,沒有方向,無論如何都要設定一個方向或目標,即使是小目標也沒關係,當你努力前進時,也會感覺更幸福。

4.信仰與靈性

信仰在藍區居民的生活中扮演了很重要的角色。因為有信仰或更高遠的目標，他們會共同從事一些有助精神實踐或提升靈性的事，長期來說，這些事對於心情放鬆、減少孤獨感有很大的幫助。

5.經常參與家庭及社區

藍區文化高度重視家庭和社區，家中成員也會彼此互相幫忙，像是有人受傷，其他家人就會協助輪流送飯或照顧其他成員，這種連結能讓人感到很溫暖。

培養適度社交活動的方法

想抗衰老，絕不是自己一個人把日子過好就好了，必須與社會連結，有社交行為，但也不需要過度社交，而是要良善的社交，所謂良善的社交是，讓自己的身心獲得正面影響，但不會侵犯到他人的隱私、財務、身心的社交狀況。至於如何培養良善的社交，每個人有適合自己的方式，如果你現在正準備踏出第一步，可參考以下建議：

1.從增加親朋好友互動頻率開始

個性開朗的人本來就無懼社交活動，孤獨感強烈的人性格多半比較內向，強迫他們去參加一些需要和陌生人往來的活動，可能反而導致壓力。建議可以先從自己熟悉的人開始，如偶爾找親戚用餐喝咖啡，聯絡多年好友泡茶談心等。以我母親為例，她其實不喜歡

社交,但開繡花鞋店時,很多朋友會來找她聊天,連國小同學也經常來找她,她也藉此自然而然與他們互動。現在,她偶爾會與國小同學聚餐,回家後還會抓著我聊他們之間發生的趣事,這些都是正面的行為,也是良性的情緒抒發方式。

2. 參加有共同目標或嗜好的社團

如果你喜歡跳舞,可以參加早晨公園常見的土風舞社群、國標舞或社交舞班,讓自己變得積極開朗;也有人參加繪畫社團,融入藝術創作的同時,也為人生遲暮畫下一道道彩虹。

有人會學習樂器,像我以前吹過薩克斯風、拉過二胡,但現在時間不夠就中斷了。一位醫師告訴我,他50歲以後最快樂的事就是,每週兩次的樂友團練,不但練出興趣,也練出肺活量,開心極了。他說以前每天看診其實不太快樂,因為病人來看診訴苦,如果問題能順利解決當然開心,但如果沒解決,病人往往就會抱怨,然後醫生自己也積了一肚子氣也無法直接明說,所以他透過學習音樂的方式,來打開自己的人際關係。

3. 學習下廚

藉由學習下廚煮出健康料理,可以學到健康的飲食觀念,因為你會發現,原來外面的食物那麼好吃,可能是加了很多油,或是額外添加了一些東西。另外,下廚也可為生活增添許多樂趣,像我會把自己的下廚成果貼文在臉書社群上分享,也滿有成就感的。

另外,有研究顯示,認知功能障礙或有失智情形的人,若下廚煮出過去熟悉的菜色,色香味的感受會激發大腦許多神經迴路,讓

海馬迴變得活絡，有助於改善認知功能。一位女士告訴我，她最療癒的時候就是看食譜，煮出一道道色香味俱全的菜餚，然後被家人一掃而空，即使收拾、洗碗有些麻煩，她也不厭倦。

4. 參加良善的團體活動

　　參與團體活動，絕對是一帖打開心胸和視野的良方，不管是宗教活動、志工、社團都可以。有一位退休老師因為情緒低落，加上體力衰弱，經常覺得自己老而無用。後來我請她參與醫院志工，經過錄取、訓練後，她說第一次協助護理師推患者去心導管室，看到患者從休克狀態被搶救回來，雖然導管是由醫師操作，但是她因為間接參與了救人過程，終於覺得自己的存在是有意義的。

　　另一位患者本來深受躁鬱症之苦，他說在偶然機緣下，參加某佛教團體的活動，每日開始接觸佛法及聽法師講經，尤其某一次聽到《金剛經》中「一切有為法，如夢幻泡影，如露亦如電，應作如是觀」的講解後，更將心內牢籠打開，頓悟人生之須臾，努力修為，最後躁鬱症改善，睡覺時也覺得很舒坦。

　　在此我特別強調「良善的團體活動」，是因為社會上總有一些別有所圖的不良團體，如果一不小心參與了，反而會帶來負面影響。

5. 參與社區關懷照顧據點的活動

　　目前衛生福利部與各縣市政府，都在大力推動社區關懷照顧據點，提供老人、失能、失智患者照護及團體治療的團隊，有興趣的人可以上網查詢，或打電話詢問社會福利科。

我有一位六十多歲的患者，已經被診斷為失智，因為生活單調，加上經常自行外出走失，女兒將她送到失智社區服務據點參加活動，藉由簡單運動、烹飪課程、唱歌跳舞，這位患者的認知功能不僅有所進步，情緒也開朗許多，與女兒的互動也增加了。後來女兒告訴我：「參與社區活動加上營養療法，比單純吃藥有用。」

6. 參與其他生命體的照顧

飼養寵物來增加生命中的刺激與互動，或者養一些植物，感受一花一世界的美好等寵物療癒或植物療癒，在身心照顧上具有相當不錯的輔助效果。如第18章談到的，如果你養狗，你會結識其他的狗主人朋友，聊聊養狗的心得或分享資訊等，都能增加社交互動的機會。

社會連結、強大的支持系統和歸屬感，都有助於更好的身心健康；培養有意義的關係、參與社交活動等，也能創造更積極和具支持性的環境，減輕孤獨對老化過程的影響。

看到這裡，如果你是缺乏社會互動的人，不妨選擇上述方法的其中一種，試著走出去，為自己打開另外一個窗，看看外面世界的美好。

第 20 章

多動腦，嘗試挑戰自我

說到變老，很多人最怕的就是大腦退化。截至2022年底，台灣失智人口已超過32萬，占總人口數的1.37%，預估在未來的20年內，每天將有近48人確診失智症，每30分鐘就增加1位失智症患者，這對照顧者和患者來說都非常辛苦。想要避免大腦退化，平時就要多動腦，就如同想要減緩肌肉骨骼關節的退化，平常就要多運動。

增加神經可塑性是關鍵

我們常開玩笑說：「真燒腦，不知道死了多少腦細胞。」的確，保養腦部最重要的就是維持腦細胞的數量及品質。人體腦細胞大約有1,000億個，包括神經膠細胞（80～90%，屬於免疫細胞）及神經元細胞（10～20%，屬於聯絡細胞），神經元細胞會長出許多觸角，彼此相連接，其中樹突負責接收訊息，之後再透過軸突將訊息傳給下一個細胞。

神經可塑性（neuroplasticity）也稱為大腦可塑性，是指大腦透過形成新的神經連結，進而重組和適應的能力。包括加強或削弱現有神經通路及新突觸（軸突與樹突連在一起的接觸點，也就是神經元之間傳遞訊息的連結）的形成，這個動態過程使大腦能夠根據學習、經驗和環境影響而改變。現在有很多研究都在探討如何增加大腦的可塑性，讓腦神經活化。

神經可塑性對各個層面都有重大影響，包括教育、復健和心理健康。此外，利用神經可塑性的治療和介入措施，也可以有效促進腦損傷或神經系統疾病的恢復。此外，神經可塑性對以下幾個面向也很有助益：

1. 適應經驗

讓大腦可以適應經驗和學習的變化。當我們從事新活動或獲得新技能時，大腦會發生結構和功能變化，以支持這些體驗。

2. 突觸的形成與修剪

包括新突觸的形成或現有突觸的修剪，從而加強或削弱神經元之間的溝通。某些較少使用或不必要的連接會被消除，這種選擇性修剪有助於完善神經迴路，優化大腦通訊網路的效率。

3. 學習與記憶

神經可塑性在學習和記憶過程中扮演著重要角色。當我們學習和記住新資訊時，參與這些過程的神經迴路會發生變化，以編碼和儲存資訊。

4.受傷恢復

當腦損傷或身體受傷時,像是感染COVID-19造成免疫風暴或腦霧,神經可塑性可能會讓大腦自我重組,透過未受損區域重新傳遞訊號,以補償失去的功能,恢復部分或全部的原本功能。

5.環境和行為影響

外在因素,如環境刺激和行為經歷等,均會影響神經可塑性。正向的經驗、精神刺激和認知挑戰,有助於增強大腦的適應性和彈性;而負面、恐怖、憂鬱等經驗,則會削弱神經可塑性。

6.神經可塑性增敏的關鍵時期

生命中的某些時期,是神經可塑性增敏的關鍵時期,對神經可塑性特別敏感。在這些時期,大腦更容易接受學習和適應特定類型的刺激。譬如你可能記得小時候曾經在某個時候被老師罵,而這個陰影到現在都揮之不去;或是你數學考了100分,老師請全班為你鼓掌,這個畫面讓你印象深刻。在這些關鍵時期,你受到的影響也會增強神經可塑性,讓這些記憶在大腦裡不容易抹掉。所以,有些學習專家常利用一些特殊的方法來強化學習,就是在增加神經可塑性,進而強化記憶力。

如何刺激、活化大腦

好的神經可塑性可以活化大腦,預防退化與失智。想改善神經可塑性,可以多參與能刺激大腦、鼓勵學習和促進新神經連結形成

的活動。以下是增強神經可塑性的幾個策略：

1. 良性的大腦刺激

多多從事挑戰大腦的活動，如解決難題、腦力遊戲、學習樂器、拼圖等智力鍛鍊，或培養新嗜好等，都有助於維持和改善認知功能。此外，看看電視上的益智節目，溫故知新，對大腦也是良性的刺激。不要碰到難題就丟給別人，讀文組的人不要看到數字就拒絕接觸；學理工的人也不要看到文學就覺得沒有意義或缺乏邏輯，打從心底排斥，這樣都無益於大腦。

我自己是在近40歲時開始學薩克斯風，從最基本的指法和五線譜學起，一開始當然吹得亂七八糟，但後來漸漸覺得手腦連結變強，大腦也被活化了。我也曾經有一位有學習力障礙的孩童患者，我建議他的媽媽不要每天勉強他學數學、珠算，這個小孩喜歡音樂，或許可以學打鼓。後來媽媽在社區找了一位打鼓老師，這個小孩學打鼓後，整個人漸漸改變，這是因為藉由他有興趣的樂器，打開他大腦的連結，讓學習力也增強。

2. 持續學習

我認為學習非常重要，無論是獲得新技能、學習新學科，或是探索不同的興趣，不管學習的是藝術、AI、電動遊戲，還是運動技巧，學習過程都會使大腦保持活躍和適應性。雖然現在大家都在談AI，但我認為目前的AI還是無法完全取代人腦，要活化大腦，就不能停止學習。

3. 體育鍛鍊

有強烈證據顯示，定期的體能活動能改善認知功能和神經可塑性。運動可以增加心血管流量，將大量血液送至大腦，供給大腦營養，也讓大腦較快排除廢棄物。另外，運動能產生抗發炎物質，對大腦神經活化因子有正向效果，而且運動過程中需要手腳並用，也能增加手腳協調性，對大腦的活化也有很大的好處。再者，也要減少久坐，久坐會增加許多疾病的罹患率和死亡率，可說是慢性自殺（參見第17章）。

4. 均衡飲食

攝取均衡、富含營養的飲食，對大腦健康非常重要。大腦看起來就像一塊很大的白色豆腐，其中60%是油脂，所以吃好油，如富含Omega-3脂肪酸的魚、核桃或堅果類，能讓大腦更健康；吃很糟糕的油，如反式脂肪、油炸燒烤類食物，則會讓大腦快速退化；而多吃富含抗氧化劑的食物，如蔬菜、水果，也有助於改善大腦健康。

5. 充足的睡眠

充足的優質睡眠，對於鞏固記憶和提升整體認知功能至關重要。如果睡不好、睡眠中斷、喝酒或酗酒導致淺眠、凡事焦慮或有嚴重的睡眠呼吸中止症，卻希望大腦健康，可說是緣木求魚。許多研究發現，睡眠品質不佳會縮短端粒，也不利於腦脊髓液排除大腦內的廢棄物（詳見第16章）。

6. 社會參與

第19章提到孤獨對老化是一大殺手，保持社交活躍，並維持牢固的社交關係，能刺激大腦的不同區域，有助於情緒健康。

7. 壓力管理

練習減壓技巧，如正念、冥想或深呼吸練習。慢性壓力會對神經可塑性產生負面影響。

8. 增加生活的豐富性

多多參與涉及不同認知技能的活動，在任務之間切換，並透過不同活動自我挑戰，可以刺激大腦的不同區域。像學生時代的課表，第一堂課上國語，第二堂課上數學，就是希望讓大腦在不同的領域切換，藉以促進學習效果。以上班族來說，如果白天做的是行政文書工作，下班後可以切換到別的領域，如看藝術展覽或聽音樂演奏會，不僅能讓生活多點變化，也能讓大腦受到不同刺激，有助於活化大腦。

9. 新穎的體驗

尋求新奇的體驗，如新的環境、文化或活動，均可刺激大腦，並提高適應力。像我有位朋友，特地從台北到台中參加大甲媽祖遶境活動，回家後還將遶境時所拍的照片整理好與我分享。照片中的他皮膚曬得黝黑，臉上掛著滿足的笑容，他告訴我，雖然很累，但對他來說是很新鮮的活動。在我看來，他去參加遶境，不只有益身體，也有益大腦，過程中的感動也讓心靈感到富足。

10. 正念和冥想

雖然前面鼓勵大家多多參與活動，但偶爾也要往內在探索，練習正念與冥想。正念練習和冥想與大腦結構和功能的正向改變有關，可以提升注意力、專注力和情緒調節。

另外，現在市面上的各種挑戰和刺激大腦的應用程式和遊戲，也不失為一種進行腦力鍛鍊有趣且方便的方式。不論採取何種形式，重點都在提高神經可塑性，並將這些習慣融入日常生活中。

我有位患者曾是體育健將，身體肌肉非常發達，當他開始出現認知功能退化時，他的太太講了一句話讓我印象非常深刻。她說，先生就像一個體能健壯的機器人，腦子裡空無一物，也不認得她，讓她感到很難過。所以說，我們不僅要有強健的身體，平時也要透過上面9種方式，多多給予大腦刺激，讓它不要退化太快。

第 21 章

心念抗老

　　抗老這件事，很多人往往過於注重營養素的補充，或是把焦點放在飲食和運動上，忽略了「心」的重要性。其實，心念也能抗老，只要心舒緩了，面對事情就不容易焦慮，不焦慮後，不僅有益大腦健康，當然也有利於抗老。在忙碌的現代社會中，自律神經失調已經成為一種常見的文明病。尤其是慢性且嚴重的失衡，確實會影響各種身體功能，也可能導致老化過程加速。

　　所謂自律神經（也有人稱為自主神經），控制包括如心跳、消化、呼吸頻率或瞳孔放大縮小等，我們無法自主控制的人體功能。當然你可以強迫自己呼吸快一點或慢一點，可是當你與人溝通時，呼吸就會自動變回一件自然而然的事。

　　自律神經包含兩個系統，一為交感神經系統，另一則為副交感神經系統。前者負責戰鬥或逃跑（fight or flight），後者則負責休息和消化等。交感神經就好比油門，副交感神經則是煞車，而所謂自律神經失調，就是交感神經與副交感神經失衡，無法因應身體狀況相互調節，導致身體出現各種不適症狀。很多病人在確診為自律

神經失調前，看了很多醫師，也做了很多檢查，心臟科說沒問題，腦神經科也說沒問題，最後去精神科，才發現是自律神經失調。

自律神經失衡與老化的關係

自律神經失衡會影響身體機能的正常運作，造成老化，其中包含以下幾個面向：

1. 慢性壓力

當壓力過大，會刺激交感神經系統，導致血壓上升、心跳加快、容易失眠等，長期壓力也會讓腎上腺分泌的抗壓荷爾蒙皮質醇增加，導致發炎，增加氧化壓力和細胞損傷。

2. 身體容易發炎

自律神經失衡可能導致慢性低度炎症，這與各種老年性疾病有關，如心血管疾病、糖尿病和神經退化性疾病。許多自律神經失調患者抽血檢測時，都會發現發炎指標CRP與心血管發炎指標偏高，患者可能焦慮、心跳較快，罹患心血管疾病的風險也較高。

3. 影響心血管健康

自律神經系統對於調節心率和血壓非常重要，失衡時會心律不整，血壓高高低低，血管失去彈性，進而導致心血管老化，並增加心血管疾病的風險。

4. 出現消化問題

前面提到副交感神經負責消化運作,一旦失調,就會影響胃腸功能,導致腸躁症(IBS)、便祕或腹瀉等症狀。消化問題會影響營養吸收和整體健康,可能會加速老化過程。

5. 睡眠障礙

自律神經系統也會影響睡眠模式,失衡可能導致失眠或睡眠呼吸中止症等睡眠障礙,損害睡眠品質,並對整體健康產生負面影響。

6. 免疫功能下降

如果自律神經失調,免疫齒輪的轉動也會受到很大影響,導致免疫監視能力下降,消滅外來物質和癌細胞的能力也會下降,容易出現重大感染和罹患某些疾病,影響整體健康並加速老化。

7. 認知能力下降

研究指出,自律神經功能障礙可能與認知能力下降,及阿茲海默症、帕金森氏症等神經退化性疾病的風險增加有關。雖然自律神經失衡可能導致老化,但它通常只是眾多因素之一,若懷疑自己有自律神經失衡的問題,建議諮詢醫師,以進行適當的評估和管理。

想解決自律神經問題,可從呼吸著手

2017年,義大利卡塔尼亞大學(University of Catania)學者瓦倫蒂娜・珀西亞瓦萊(Valentina Perciavalle)在《神經科學雜誌》

（*Neurological Sciences*）發表一篇有關深呼吸對於壓力舒緩的研究。他們找來38位18～28歲的年輕人，分為兩組，實驗組每週接受10次包括練習深呼吸的抗壓治療療程，每次持續90分鐘，對照組則無任何抗壓療程介入。研究以精神壓力評量表來評估精神生理狀態，並測量心搏及唾液內腎上腺皮質醇的數值。結果發現，深呼吸可以有效降低壓力指標。

而多年的臨床經驗也告訴我，要解決患者焦慮、憂鬱、情緒、失眠、自律神經，甚至大腦等問題時，若能從觀呼吸、調呼吸、調心去協助患者，必能加速邁向健康之路。

「觀呼吸」能達到平靜、祥和、冷靜、淡定的心理層次，甚至會影響心跳血壓，我們常說的「老僧入定」，就是一種觀呼吸禪修的境界。想練習觀呼吸，可以從腹式呼吸和聽呼吸開始。

腹式呼吸可以很快放鬆神經，擊退疲勞，坐著或躺著都可以施行。我們可以睡前躺在床上練習「腹式呼吸」，練習時，把右手放在胸腔，左手放在肚臍。吸氣時你會感受到左手跟隨腹部隆起，右手則是不動；吐氣的時候則感覺腹部放鬆下沉，用這個標準可以幫助你判別是否做對，一天大約做10～20次。

更簡單的是「聽呼吸」。坐正之後，雙手掌心向上放在大腿上，閉上眼睛，聆聽呼吸聲，有雜念立刻拉回聽呼吸，每次3～5分鐘，一日3～5次，持續練習一週，就能看到顯著成效。

如何擊敗負面思考

負面思考是造成自律神經失調的重要原因之一，想擊敗負面思

考,就要從心念去調整,方法如下:

1. 認識消極思考

發現自己有負面想法時,請嘗試停下來,觀察自己的想法,並問問自己是否有更積極的方式來看待這種情況。像是我有些患者來求診時,只是發現空腹血糖略高一點,就開始擔心以後是不是要洗腎、眼睛也會看不見……,這代表他已經陷入負面思考中。

2. 寫下正面的事情

寫下一些每天讓你感到快樂或感謝的事情,有助於訓練大腦專注於積極的方向,並轉移自己的焦點。建議不要用手機紀錄,而是要手寫在筆記本上,讓這件事變得慎重一些。像我除了固定看門診,還要寫書,有時還得上台北錄音、錄影,如果只想著今天好忙,我跑一趟台北好累,回去還要看門診更累,這樣的思考模式對我並沒有好處。如果這時我寫下:感謝製作單位給我機會,讓我可以向更多人宣導健康的概念,我講的一句話,可能會幫助好幾百人,甚至好幾千人,讓我很開心,這就是正面的事情。千萬不要一直想著不好的事,試著寫下正面的事情,會讓自己更開心。

3. 練習正念

所謂正念,就是一種專注於當下,並接受當前經驗的方式。透過正念練習,可以學會觀察負面想法而不被它們吞噬,也會更容易改變這些想法。可能有些朋友會問,什麼是專注於當下?我舉個例子,當我們坐在桌子前,用手觸摸桌子,專心感受桌子的材質,或

是仔細感受當時聽到的聲音，不管是車子行駛在馬路上的引擎聲或蟲鳴鳥叫的聲音，專心感受當下的氛圍，就是正念的第一步。

4. 挑戰消極想法

問問自己這些負面想法是否真正合理或符合現實，有時我們的想法可能會誇大現實，或使事情看起來比實際情況更糟。以上述發現自己血糖略高的患者為例，醫生雖然已經說明他屬於糖尿病前期，只要好好調整飲食與運動，就有機會回復正常，可是他滿腦子想著：完蛋了，我得到糖尿病了，可能會出現併發症……這就是不合理且不真實的負面想法。他不僅自己把事情過度誇大，甚至還跟別人說，讓身旁的人也感受到負能量，而負能量具加乘效果，會讓整個情況陷入一種惡性迴路。這時就要自我警醒，問問自己：我這種消極的想法對嗎？是不是過度誇大了？

5. 尋求解決方案

我們要專注於尋找問題的解決方案，而不是陷入對問題的負面思考，這可能需要一些時間和精力，但通常有助於改變負面想法。再接續上一個例子，當醫生向你解釋，只要好好調整飲食和運動，就有機會逆轉血糖。這時你要做的，應該是找出調整飲食和運動的方法，這才是解決之道，而不是憑空亂想，自己嚇自己。

6. 尋求支持與協助

當負面思考真的很嚴重時，可以跟好朋友或家人聊聊，他們的支持、建議或傾聽，甚至擁抱，都能讓身體分泌催產素（參見第

19章），讓你快樂一些，也帶來幸福感。

7. 設定具體目標

　　實現目標的過程可幫助你保持積極的態度，並建立信心。以我自己為例，常有患者問我每天門診這麼忙，怎麼還有辦法每年寫一本書？我從2011年至今已經出版十多本書，就是用設定具體目標的方式來達成。我與出版社討論好大綱、定出大略字數後，會先設定希望用多少時間完成，然後再設定一個月要寫多少字，接著再往下設定一週要寫多少字。但是除了寫作，還需要收集資料，所以一週我可能需要花3～4天做資料統整，剩餘天數就用來寫作。在設定目標的過程中，那種覺得很累、很忙的負面想法自然就會消失。

8. 尋找幽默

　　學會以幽默和輕鬆的態度看待事物，有助於轉變消極思維並減輕壓力。有幽默感是很開心、很棒的一件事，大家也很喜歡跟有幽默感的人相處。所以病人來到診間時，即使是癌末，我都會講一些話逗他笑，家屬在一旁也跟著笑，即使大家只是苦笑也沒關係。有一句話叫做「贈人玫瑰，手留餘香」，你傳遞出的溫情、建議、良善或愉悅，也會增加對方的催產素，讓他浮現幸福感，增加體內多巴胺的分泌，帶來滿足感。所以我們要學習尋找幽默，用幽默的方式輕鬆看待事物，來讓自己轉念。

9. 尋求專業協助

　　如果你認為負面想法已經嚴重影響到日常生活和情緒健康，請

尋求心理專家或治療師的協助，他們可以提供專業的指導和支持，幫助你應對消極思維模式。

正念有助心念抗老

正念，也有人稱之「靜觀」，可以降低交感神經運作，預防自律神經失衡，改善睡眠，對於抗老也有正面意義。

1979年，麻州大學醫學院榮譽醫學教授喬·卡巴金（Jon Kabat-Zinn）首度結合傳統冥想靜修與當代科學研究，創設了正念減壓法（Mindfulness-Based Stress Reduction，簡稱MBSR），此後，正念在西方逐漸成為一套心智訓練與課程體系，許多醫學中心與診所紛紛推廣，目前台灣也有相關組織及學會在推廣，也有許多影片或App可以下載，協助練習正念與冥想。

研究發現，60天的冥想有助於調節自律神經，讓你更年輕；也有研究發現，即使只有一次瑜伽或正念冥想的經驗，抽血檢測後，也會改變基因的甲基化，讓它朝向更年輕的方向進行，如果持續瑜伽和正念冥想，甚至對DNA甲基化與延長端粒都有莫大好處。

另外，有一篇有關冥想與端粒長度統合研究指出，規律冥想練習者的端粒長度比較長，同時，冥想時間的長短也與端粒的長度有關（Sci Rep. 2020; 10:4564）。簡單說，常杞人憂天或負面思考的人會減壽；而經常做冥想、觀呼吸等正念練習的人則可以抗老化。

練習正念時，可以找一個安靜的環境，靜坐閉眼，在有意識的情形下，「覺知」當下的身心與環境，以「不批判」的態度「開放的接納」當下的感受。舉例來說，在疼痛門診時，醫師或治療師會

引導患者以正念減壓的方法,體會慢性疼痛的感受,接納它,並且瞭解它,與它和解,患者最終會發展出一種降低,甚至忽略疼痛的回饋感知,以降低疼痛強度。

正念可以改變大腦

正念真的會改變大腦嗎?答案是「會的」。2011年美國哈佛大學醫學院學者布里塔・K・霍爾澤爾(Britta K Hölzel)在《精神醫學資源期刊》(*Psychiatry Research*)發表一項重要發現。研究團隊找來16位參與者,以正念減壓法進行8週療程,並透過腦部磁振造影來觀察大腦的變化。

結果發現,與對照組相比,正念減壓8週後,左側大腦海馬迴的灰質(皮質)密度增加,而且後扣帶迴皮質、顳頂葉交界處和小腦的灰質也增加,證實正念治療對於記憶力、學習力、情感調控、自我觀照處理(self-referential processing,對自己的認知、感受,看待一件事時會考慮它對自己的意義和價值)和換位觀點採擇(perspective taking,能夠理解和感受他人的觀點、感受,從他人的角度來看待事物)相關大腦區域的神經影像均有正面效益。簡單說,這個研究從科學角度驗證了光靠8週的正念,就能對大腦結構產生顯著改變。

2019年美國威斯康辛大學麥迪遜分校健康心理中心約瑟夫・維爾戈斯(Joseph Wielgosz)在《臨床心理學年鑑》(*Annual Review of Clinical Psychology*)分析了正念冥想對於憂鬱症、焦慮、慢性疼痛、藥物濫用、注意力不足過動症、PTSD、厭食,以

及其他重大精神疾病的應用，並指出正念冥想應該在身心疾病廣泛介入。我在門診都會有意無意的提示患者，不管他們看診的目的為何，只要平時多做正念冥想練習，再加上營養調理，許多疾病往往不藥而癒。

有位38歲的國中老師，因為嚴重焦慮、失眠，長年服用身心科藥物。諮詢後，我發現她有強迫性格，未婚的她每晚備課到11點多才願意休息，因為她的認真，學生成績表現均相當優異，而她也是學生家長口耳相傳的熱門老師。但經過檢查之後，她的自律神經嚴重偏向交感亢奮，而且許多有關大腦的營養素嚴重缺乏，包括DHA、維生素B6、維生素B12、鎂、胺基酸等。我請她每晚花30分鐘靜坐及正念冥想，同時也補充大腦需要的營養素。

一開始她有點排斥，直說很忙、沒有時間，後來我一直努力說服，她才勉強接受我的建議。兩個月後，她神清氣爽的回診，直說太晚來看診了。才短短兩個月，她認知了、放下了、鬆心了，現在已經不用吃藥，與男朋友的感情也更堅定，且論及婚嫁。

現代人的許多身心疾病都和壓力太大有關，許多醫療人員已經意識到克服壓力及焦慮的重要性，因此從各類整合醫療人員、禪修、瑜伽、氣功等的調整呼吸練習，漸漸成為克服壓力及恢復自律神經失調的顯學。也有文獻提出，透過太極拳動作順暢的軀體流動過程，不光只是拉筋、強化肌肉，對於平衡自律神經也有功效。台灣的醫學研究發現，太極拳甚至對神經放鬆、緩解焦慮也有效果，國外研究則發現對於端粒延長也有好處。

凡事盡量「想好的」

除了擊敗負面思考的方式及正念外，我也很喜歡跟人分享三個字，就是「想好的」。

我是一個醫師，工作時必須面對與處理病人的許多疑難雜症，壓力大的時候，我會提醒自己三個字：「想好的」。人生不如意十之八九，既然如此，我們就常思「好的一二」，把一二放在心裡，而不過思「八九」，不要去想壞的，就有助於把負面情緒紓解掉。即使有時候跟病人發生一些小糾紛，我只要這樣做，好好跟病人溝通、好好跟他聊，壞的事情幾乎都會圓滿解決。

我是佛教徒，有時會心裡默念「阿彌陀佛」或「南無觀世音菩薩」，這些無量無邊的智慧光明，以及無限無盡的慈悲溫暖，也經常在壓力大或受挫時助我度過難關。我覺得宗教信仰是非常好的紓壓方式，在你徬徨無助的時候，可以提供你動能，轉換心境，並時時提醒要以智慧來處理事情，點醒眾生彼此慈悲相待。

在每天忙碌的生活中，想避免忙盲茫，最重要的是要有規律的行程計畫，好好安排每日活動，就可以事前做好準備、按部就班，輕鬆讓工作達標。我自己的方式是善用手機App排程，輸入時間，每週檢視下週活動，每日查看隔天的行程，即使遇到突發狀況，也不會煩躁生氣，只要重整計畫，就能應付各種變化。

計畫雖然趕不上變化，但有計畫就能從容應付種種變化，在忙碌的工作中，只要掌握這一點，就能維持工作與生活的平衡。此外，任何事保持平常心，情緒起伏不要太多，「無常乃常」，遇到困難就想辦法解決，遇到快樂的事開心5秒就過去了，保持常規運作，以免樂極生悲。

第 22 章

醫療檢測的必要性

關心自己的身體狀況，了解自己的家族病史，管控風險因子，也是抗老的基本方法之一，而規律健檢就是得知自己身體狀態的好方法。

一般來說，30歲以上民眾建議每2～3年健檢一次，如果健康風險較高，或有家族病史、作息不良或篩檢結果風險較高者，則建議固定每年追蹤檢查。如果是上班族，則可以配合公司每年的健檢。

從降低死亡率的角度來評估初次健檢項目，也是不錯的出發點。從下頁的國人十大死因中，可以看見癌症仍蟬聯死亡率榜首（超過30年），心血管疾病也常年占據死因前幾名，因此初次健檢以癌症、心血管疾病方面的檢查項目較為重要，例如血液檢查、尿液檢查、胃鏡、大腸鏡、超音波等。而40歲以上族群，則需要特別留意代謝症候群引起的糖尿病、高血壓、腎臟病等慢性病的侵害。如能積極落實前面章節的許多抗老觀念，對於十大死因中的許多慢性病和癌症的發生，也有預防的效果。

	2021年	2022年
1	惡性腫瘤（癌症）	惡性腫瘤（癌症）
2	心臟疾病	心臟疾病
3	肺炎	新冠肺炎
4	腦血管疾病	肺炎
5	糖尿病	腦血管疾病
6	高血壓性疾病	糖尿病
7	事故傷害	高血壓性疾病
8	慢性下呼吸道疾病	事故傷害
9	腎炎腎病症候群及腎病變	慢性下呼吸道疾病
10	慢性肝病及肝硬化	腎炎腎病症候群及腎病變

資料來源：衛福部統計處

小心代謝症候群

　　十大死因中，有許多都與新陳代謝症候群（metabolic syndrome）有關。新陳代謝症候群簡稱代謝症，日本稱之為生活習慣病，腰圍是指標之一。腰圍越粗，代表內臟脂肪越多，越容易有罹病的風險。據統計，有代謝症的人未來得到糖尿病、高血壓、高血脂、心臟病與腦中風的機會，分別是一般人的6倍、4倍、3倍、2倍；研究也發現，代謝症除了與血管型失智症有關，也會讓輕度認知功能障礙加速邁入失智，真的不可輕忽。

　　代謝症有以下五大警訊，只要符合其中三項，即可判定為代謝症。

　　1.男生腰圍≧90公分，女生腰圍≧80公分，或是身體質量指

數BMI（body mass index）≧ 27kg/ m^2。BMI為體重（公斤）除以身高（公尺）的平方所得出的數字，建議BMI應維持在18.5 ～ 24之間。

2. 三酸甘油酯≧ 150mg/dl。

3. 高密度膽固醇：男性＜ 40mg/dl，女性＜ 50mg/dl。

4. 血壓的收縮壓≧ 130mmHg或舒張壓≧ 85mmHg，或是有使用降血壓藥物。

5. 空腹血糖≧ 100mg/dl或是使用降血糖藥物。

以上數字都可以從基本健檢中得知。

癌症篩檢的必要性

我有位朋友因為害怕而不願意做大腸鏡檢查，加上本身已經51歲，我建議他至少做糞便潛血檢查，檢查後發現為陽性反應，他還是不願意做大腸鏡，我只能請他一個月後再做一次糞便潛血檢查，結果還是陽性，他不得已只好接受大腸鏡檢查，發現降結腸處有約2公分的腫瘤。雖然有點意外，但他很幸運，透過糞便潛血檢查發現異狀，腫瘤經手術後也不需任何化療放療，預後相當不錯。

造成國人死亡的癌症中，前三名分別是肺癌、肝癌、大腸癌，而目前國民健康署補助的四大癌症篩檢，包括：

1. 乳房X光攝影檢查： 45 ～ 69歲婦女、40 ～ 44歲二等血親內曾罹患乳癌之婦女，每2年一次。

2. 子宮頸抹片檢查： 30歲以上婦女，建議每3年一次。

3. 糞便潛血檢查： 50至未滿75歲民眾，每2年一次。

4.口腔黏膜檢查：30歲以上有嚼檳榔（含已戒檳榔）或吸菸者、18歲以上有嚼檳榔（含已戒檳榔）原住民，每2年一次。

另外，有鑑於國人罹患肺腺癌的比例不斷提高，國民健康署也推動所謂低劑量電腦斷層（LDCT），補助對象包含：

1.具肺癌家族史：50～74歲男性或45～74歲女性，其父母、子女或兄弟姊妹經診斷為肺癌。

2.重度吸菸者：50～74歲，且吸菸量達1年30包以上，戒菸未達15年之重度吸菸者。

我的門診有滿多年輕女性，沒有抽菸也沒有下廚，居然三、四十歲就被診斷出罹患肺腺癌，因此我建議年滿40歲者可以做一次LDCT，如果沒有問題，5年後再追蹤一次；如果肺部有結節或毛玻璃狀態者，則建議半年或1年追蹤一次，若有早期病變也可提早發現。

想要發現早期病變，影像學檢查非常重要，但也不要過度恐慌，認為檢查出肺腺癌，預後一定不好，其實只要配合醫師，積極治療，早期發現治癒率很高。

功能醫學檢測能防微杜漸

一般健檢都是等檢查出哪裡有問題，再請患者進一步就醫，其實從預防醫學的角度，這樣還不算是上醫，功能醫學診所著重預防保健及抗老，會透過其他檢查，提早知道問題所在，提早校正調整。現在很多健檢中心也開始涵蓋功能醫學相關檢測，希望能防微杜漸。

功能醫學檢測項目包括：

1. 基因檢測

包括癌症（乳癌的BRCA1與BRCA2等）、葉酸代謝基因、維生素D接受器基因、阿茲海默症基因、肝臟解毒基因、肥胖基因等。

2. 血管檢查

- **ABI（Ankle-Brachial Index）**：為血管硬化指標。測量上臂與腳踝的血壓比值，可以得知血管阻塞的程度。假設你50歲，但血管年齡是40歲，那當然很好，反之如果你的血管年齡達到60歲則要小心。
- **sdLDL**：LDL家族還可以依照大小及密度再細分，其中顆粒小而緻密的LDL（small, dense low density lipoprotein，簡稱sdLDL）才是更容易誘發心血管硬化的危險因子，所以也稱為「超壞膽固醇」。

這種超壞的sdLDL因為擁有較長的半衰期，且與肝臟中的LDL受體結合能力較弱，不容易被肝臟代謝吸收，因此sdLDL在血液中的滯留時間可能高達5天以上。更麻煩的是，sdLDL比大顆粒的LDL更容易鑽入血管內皮細胞，吸引巨噬細胞吞噬後，造成動脈粥狀硬化斑塊。研究顯示，即使LDL小於130，但sdLDL過多，仍然會造成血管硬化加速，sdLDL濃度對於心血管疾病的風險有高度的正相關性。

2013年一篇刊載於《阿茲海默疾病期刊》（*Journal of Alzheimer's*

Disease）的論文指出，sdLDL及氧化LDL會讓血管內皮損傷加速，尤其在阿茲海默症患者身上更明顯。目前建議血清sdLDL低於839nmol/L比較安全（數值及單位會隨實驗室所採用的檢測法而異）。

- **載脂蛋白B-100/A1（Apolipoprotein B100/A1）**：第14章曾提到，載脂蛋白B-100是LDL所攜帶的一種微小脂蛋白，載脂蛋白A1則是高密度脂蛋白（HDL）的主要成分，兩者的比例可以用來評估心血管健康的指標。高ApoB100/ApoA1比代表心血管疾病風險增加，或身體脂質代謝出現異常。
- **胰島素阻抗與胰島素濃度**：從預防保健的角度，功能醫學也會檢測胰島素阻抗與胰島素濃度的變化情況。因為可能空腹血糖正常、HbA1C也正常，但其實胰島素阻抗已經非常高，這代表胰島素降血糖的效率變差，日後也有極大機會演變成糖尿病。

3. 營養素分析

包括維生素D、維生素B12、葉酸，抗氧化劑（維生素A、維生素C、維生素E、Q10），氧化壓力指標（丙二醛MDA、8OH-dG），礦物質微量元素（鐵、鋅、鈣、鎂、硒、鉻等）。

4. 脂肪酸分析

包括檢視每日所吃油脂含多少抗發炎的油、是否攝取到很糟糕的反式脂肪等。我們知道魚油裡的Omega-3脂肪酸EPA與DHA，對抗發炎非常有幫助，其中的DHA更是顧腦最重要的脂肪酸。我在功能醫學門診一定會檢查血液中的脂肪酸比例，尤其是癌症、腦

部疾病、過敏、自體免疫疾病等患者。

Omega-3脂肪酸代表抗發炎，過多的Omega-6脂肪酸與發炎有關，血漿內Omega-3脂肪酸濃度最好在220～650 umol/L之間（數值及單位會隨實驗室所採取的檢測法而異），如果小於220，罹患心血管疾病的風險就會增加。另外，紅血球Omega-6與Omega-3的比值也具參考價值，最好在2.0～10.7之間。我的研究發現，許多腦部疾病患者其比值大於11以上，代表為發炎體質。若有Omega-3脂肪酸不足的情況，建議補充魚油，吃素者則建議補充藻油或亞麻仁籽油等。

5.血液同半胱胺酸

一般來說，女性60歲前<8 μ mol／L，60歲後<12 μ mol／L；男性30歲前<8 μ mol／L，30歲後<12 μ mol／L（參見第3章。）

6.毒素分析

包括塑化劑、PFAS、重金屬等。有時幫病人排毒後，患者身體很多不對勁的地方，如過敏、疲倦、腸道不適、皮膚疹等問題都會消失，甚至連神經退化疾病的問題，也能迎刃而解。

7.急慢性過敏原分析及自體免疫體質分析

可以得知身體是否有過敏原與自體免疫問題。吃錯食物會導致發炎，像有些病人對牛奶過敏，卻每天喝鮮奶，導致身體發炎指數一直上升；或是有人腸胃總是不舒服，檢測後發現是麩質過敏，把

麵條、麵包等小麥麩質食品都戒掉後，腸胃情況就能好轉。

8. 腸道糞便菌相分析

我從2022年開始幫患者檢測腸道菌相分析，現在很多健檢中心也開始做腸道菌相分析。你可能覺得自己的排便沒問題，但檢測出來會發現有些壞菌特別高，或是缺乏某些好菌，這時只要補充好菌或是滅掉壞菌，就能改善腸道狀況。

9. 端粒分析

採用端粒長度和細胞甲基化程度的加權指標，可檢測生物年齡。生物年齡（biological age）必須比實際年齡（chronological age）更年輕，抗老才能成功。假設我今年60歲，但從細胞端粒和甲基化指標檢測出我的生物年齡為55歲，表示我的細胞年齡較實際年齡年輕5歲，也意味著我的老化速度較慢。

有一位55歲的患者來看診，他平日很認真鍛鍊身體，也吃健康的食物，晚上睡眠也不錯，但檢測他的生物年齡居然比實際年齡多5歲，將近60歲，讓他無法置信，也不知道原因何在。我仔細幫他分析後發現，他雖然每天鍛鍊身體，卻運動過度了，有時甚至一天鍛鍊近5小時。

第17章曾提到運動與健康的U型理論，運動不夠會老化，運動過度也會老化，他剛好屬於後者。後來我幫他做自由基檢測，發現他體內產生大量的自由基，而且他從來不信營養補充品，但事實證明，他體內的抗氧化能力已經不足。聽完我的解釋後，他恍然大悟，我建議他減少運動時間，大約一天2小時就足夠，也補充一些

營養素，2個月後再次抽血檢查，雖然還是老化，但變成只多1歲而已，半年後再檢測，變成年輕2歲。用科技來評估細胞老化是非常實際且好用的方式。

10. 大腦退化物質分析

如阿茲海默症的乙類澱粉蛋白、濤蛋白，帕金森氏症的alpha突觸蛋白。

11. AI腦波大腦憂鬱・認知功能分析

AI腦波監控可說是跨時代的發明，可判別患者是否有憂鬱症或認知功能退化。例如患者來求診時，可能會說情緒不好，但無法判別是否為憂鬱症，透過腦波測試，大約2～5分鐘就能判斷他憂鬱的程度；或有患者可能記憶力不好，透過AI腦波檢測，同樣2～5分鐘就可以得知他只是一般老化，還是有阿茲海默風險的老化。

12. 睡眠生理分析、自律神經分析

功能醫學醫生很重視睡眠，如果打呼嚴重且睡眠不佳，會檢測自律神經，以及是否有睡眠呼吸中止症。若檢測完確定有，則要進一步處理，否則也會加速老化。

13. 腎上腺功能分析

壓力會讓腎上腺皮質醇分泌增加，所以對於壓力大的患者，會評估其腎上腺功能。

14. 代謝體物質分析

代謝體牽涉到整體細胞生化轉換的現況,可以真實反應當下的細胞能量、營養素平衡,以及一些疾病風險數值。

15. 荷爾蒙分析(男性,女性)

包括男性睪固酮,或女性雌激素、黃體素的變化,以及腦下垂體的激素,還有老化指標前驅物DHEA-S(詳見第8章)。

16. 雌激素代謝物質分析

如第8章所提,雌激素代謝物有好壞之分,攸關女性健康,如果往壞的方向代謝,可能致癌。

17. 癌症液態切片分析(CTC,ctDNA)

現在平均每四個人會有一人罹癌,從抗老角度,如果有家族史,則會建議做液態切片,看看血液中是否有癌細胞,藉以推算癌症發生的可能性及進展。

接種疫苗,減少感染

COVID-19疫情期間,政府及WHO呼籲民眾踴躍施打疫苗,就是因為疫苗可以減少感染病毒的機率。從預防醫學的角度來看,有些感染總是出其不意,透過安全疫苗接種,可以減少疾病的發生,也有利於抗老。

目前台灣疾病管制局建議成年人施打的疫苗總共9種(如下

表），並且針對特定族群提供公費接種，如季節性流感疫苗與肺炎鏈球菌，以減少人民感染引發疾病，造成生命損失。其中，我特別挑出幾種與年長者關係較為密切的疫苗來說明。

疫苗＼年齡	19～26	27～45	46～64	65～
白喉、百日咳、破傷風混合疫苗	每10年1劑			
季節性流感疫苗	1年1劑			
A型肝炎疫苗	共2劑			
水痘疫苗	共2劑或補追加1劑			
人類乳突病毒（HPV）疫苗	共3劑			
帶狀皰疹疫苗			50歲以上，有1劑或2劑	
麻疹、腮腺炎、德國麻疹之混合疫苗	共2劑			
B型肝炎疫苗	共3劑			
肺炎鏈球菌13價結合型疫苗	共1劑			
肺炎鏈球菌23價結合型疫苗	1～2劑			1劑
日本腦炎疫苗	共1劑			

季節性流感疫苗

　　季節性流感主要是感染者咳嗽或打噴嚏所產生的飛沫，或手接觸到汙染物表面的口沫或鼻涕等黏液，再碰觸自己的口、鼻或眼睛而感染。

- **接種時程**：台灣歷年流感疫情多自11月下旬開始升溫，於年底至隔年年初達到高峰，一般持續至農曆春節，於2、3月後趨於平緩，且接種疫苗後需2週以上才會產生保護力，因此我建議可於疫苗每年10月開打時即接種，整個流感季才會有足夠保護力。
- **疫苗種類**：台灣使用的疫苗是依WHO每年針對北半球建議更新的病毒株組成，其保護效力與國際各國狀況相同。

帶狀皰疹疫苗（皮蛇疫苗）

　　帶狀皰疹俗稱皮蛇，小時候長水痘痊癒後，病毒仍潛藏在體內神經節中，一旦宿主免疫功能下降，病毒就會伺機活化，造成神經發炎，在身上長出一些又痛又癢的紅疹和水泡，疼痛程度可能很強烈，也可能持續數週，甚至數月，嚴重影響生活品質。施打帶狀皰疹疫苗，可以刺激身體產生對於帶狀皰疹病毒的抵抗力，更重要的是預防皰疹發生後出現的疼痛。

　　曾經有位患者因為皰疹長在顏面，導致視力及聽力受損。之前這位患者來看診時，我曾建議他打皮蛇疫苗，但他認為自己很健康，不可能被感染，所以沒有施打。等真的長出皰疹後，他很著急的詢問：現在施打還有沒有用，可惜的是，想施打只能等痊癒後半年了。

- **接種時程**：台灣建議50歲（含）以上，未曾接種過帶狀皰疹疫苗者，不論之前是否有水痘或帶狀皰疹病史，均可接種帶狀皰疹疫苗。
- **疫苗種類**：針對18歲以上成人，目前市面上有兩種帶狀皰疹疫苗，分別為活性減毒疫苗（伏帶疹Zostavax）與非活性重組疫苗

（欣剋疹Shingrix）。前者保護力約七成，8年後降至三成，後者保護力高達九成以上，且至少維持7年以上。

肺炎鏈球菌疫苗（PCV, PPV）

　　肺炎鏈球菌常潛伏在人類鼻腔內，可透過飛沫傳播，一旦感冒或免疫力降低，就會引發肺炎、菌血症、腦膜炎等嚴重病症，同時也是幼兒中耳炎、鼻竇炎最常見的病原。除了幼兒與65歲以上老人外，免疫功能不全、人工耳植入、慢性心臟或肺部疾病、腎功能衰竭、糖尿病、癌症、沒有脾臟、長期服用類固醇或是接受化療，以及腦脊髓液滲漏患者，均為高危險群，建議可以接種。

- **接種時程：**目前台灣針對75歲以上長者提供PPV23公費疫苗。如果希望提高保護效果，建議高危險族群、曾經因為肺炎鏈球菌住院者，或是65歲以上長者，找醫師討論個人化最佳接種計畫。
- **疫苗種類：**有PCV13與PPV23兩種。前者為13價結合型肺炎鏈球菌疫苗，是一種相當安全的不活化疫苗，涵蓋13種血清型鏈球菌，可以刺激人體免疫系統，產生較持久的免疫保護效果，建議終生只要施打1劑即可。後者為23價肺炎鏈球菌多醣體疫苗，也是相當安全的不活化疫苗，涵蓋23種血清型鏈球菌，較PCV13為廣，但保護效果可能隨著時間逐漸減退，建議65歲以後應該至少施打1劑。

第 23 章

輕鬆自律，打造抗老基石

從序章談老化的因素開始，終於走到抗老的最後一哩路。如何讓自己堅持走在抗老的正確道路上，方法無它，就是靠自律，而且是輕鬆的自律。如果不能自律，就算把前面章節提到的種種抗老原則記得滾瓜爛熟也沒有用，因為你根本不會去做；可是過度緊繃的自律，不容易放鬆，又會造成自律神經失調，也不利於抗老。

輕鬆自律的十大關鍵

究竟要如何持續耕耘，又不會有過大的壓力呢？以下提供大家幾個方向：

1. 設定明確的目標

目標要很清楚，不能模糊或籠統，像是要活到120歲這種就太空泛了。無論是想改善皮膚健康、增加肌肉量、提高能量或預防老年性疾病都可以，擁有明確的目標，能讓你保持動力，並專注於保

持自律。

像我有位女性患者希望能增加骨質密度，這就是一個很明確的抗老目標。這位女性有輕微的骨質流失，骨密度檢查為負2.3（一般正常值是負1.5以上）。了解她的抗老目標後，我請她補充一些營養素，包括鈣、鎂、維生素D3或維生素K2，然後也多多運動。她很有紀律的持續做，2年後再檢測，骨密度果然獲得改善，變成負1.6。

2. 均衡飲食

均衡攝取各類食物，包括水果、蔬菜、蛋白質、全穀物和健康脂肪。避免或限制加工食品、含糖零食和過量飲酒。考慮將莓果、堅果、Omega-3含量高的魚和綠茶等抗衰老超級食物納入飲食中。

3. 練習控制食物的份量

每天進食都要注意份量大小，避免暴飲暴食。有些人可能今天不吃，明天又吃過多，這樣其實對身體傷害非常大。建議大家使用小一點的盤子，慢慢吃，傾聽身體的飢餓和飽腹信號，而且要避免在電視或電腦前盲目進食，因為這樣很可能會攝取超過所需的卡路里。抗老之路，吃太飽與熱量攝取過多都是大忌。

4. 隨時補充好水

全天喝大量的好水，成年人一天需要2,000c.c.的水，以保持皮膚水分並排出毒素，也要限制含糖飲料，切記咖啡或茶葉不能取代水。

5. 定期規律運動

找一項你喜歡的運動，定期將體能活動納入日常生活中，以改善血液循環、促進新陳代謝並維持肌肉質量，最好能結合有氧運動、肌力訓練和靈活性練習，以保持身體健康和敏捷。不要羨慕別人瑜伽做得多好，或能舉多重，找一個適合自己的運動最重要。

6. 優先考慮睡眠

把睡眠視為人生大事，每晚獲得充足的優質睡眠，讓身體得到修復和再生。從枕頭、棉被，到床單、窗簾等等，打造一個能夠放鬆的就寢環境，目標是在涼爽、黑暗和安靜的環境中，享有7～9小時不間斷的睡眠。

7. 管理壓力

慢性壓力會加速老化，因此找到健康的方法來管理壓力至關重要。放鬆技巧如深呼吸、冥想、瑜伽或太極拳都很不錯；同時也要培養興趣嗜好，多多與親朋好友共度時光。

8. 適度曬太陽

不要完全不曬太陽，也不要曝曬過度。外出時可適當塗抹防曬霜，在陽光最強烈的時候，要盡量移動到陰涼處，而且在戶外要穿著防護服、帽子，並戴上太陽眼鏡，以保護皮膚免受陽光傷害。不過，提醒大家防曬霜不要塗抹過度，以免妨害皮膚合成維生素D3。

9. 多學習有關抗老的知識

有些人的抗老之路，想做什麼全憑自己的感覺。像第22章提到的那位55歲運動過度的患者，因為他覺得運動很好，就拚命運動，也不吃抗氧化的保健食品，檢測結果發現，生物年齡居然超過實際年齡。提醒大家要多了解各方面資訊，並定期健康檢查，掌握自己抗老的進度。

10. 保持一致性

一致性是讓生活方式和飲食習慣化為自律的關鍵，即使面臨誘惑或挑戰，也要堅持你的抗老化療法。請記住，隨著時間的推移，微小的、持續性的改變均可顯著改善身體健康。千萬不要一時興起，連續幾天乖乖運動或補充營養素，過幾天又說太忙太累，直接放棄。不能保持一致性，身體細胞就無法好好抗老。

將以上策略融入日常生活中，就能輕鬆保持自律，支持自己的抗衰老目標，並促進整體健康和活力。

真心愛自己

有人只是用嘴巴抗老，要他做什麼卻藉口一堆。多年下來我觀察到，只有真心愛自己的人，才會有持續的動機和意念，完成抗老目標。

現在，請你找一個安靜的地方，坐定後，將右手放在左胸心臟區，左手放在腹部肚臍區，然後用「心」感受心臟跳動的頻率及強度，同時用左手感受腹式呼吸的起伏變化，這個心跳與呼吸，就是

生命。如果你愛自己,就會在潛意識中浮現強烈的自我感受,感恩自己的存在,也會感謝父母把你帶到這個世界,讓你擁有能夠順利運作的軀體,帶你感受世界的美好,這樣一來,你會更愛惜自己。

「我思,故我在」,請告訴自己:「我愛自己。」當你傳達這種意念波時,源源不絕的意志力就會被強化,並震盪傳導到大腦;當你用雙手感受自己的心跳和呼吸時,就能感受自己生命的存在,也能幫助你養成良好的抗老習慣,維持生命的戰鬥力。

如果你感受不到自己的存在,要談抗老真的是言之過早,也沒有意義。經常透過上述方式感受自己的存在,也能提升自己的心靈與靈性。

常常有企業家找我看診,他們最常說到的一句話就是:「人生最大的資產不是財富,而是健康與時間。」當我們有了健康的身體,才能去做想要做的事;有了健康的身體,才有機會完成夢想;沒有健康就沒有時間,也就什麼事都做不了。

還記得和尚鑿井的故事嗎?有兩個和尚在山上修行,他們輪流下山取水,唯一不同的是,甲和尚每日會到後院挖洞,乙和尚並不知道甲和尚在做什麼。過了兩年突然大旱,乙和尚大驚:「完了,山下沒水了。」這時甲和尚帶著乙和尚到後院,一看居然有一口井,井內有源源不絕的井水。

這個「每日鑿井」的小故事,可以提醒大家,多多愛自己,每日為健康鑿井,一定能夠為自己鑿出一口活井,帶來源源不絕的健康活力。

科瑩健康事業秉持「你我健康，共創雙贏」的初衷，致力於推廣健康生活飲食型態。主要的產品來自美國cGMP廠製造、原裝進口，有專業的營養師群為您打造全方位的營養膳食計畫，讓我們一起守護健康！

| 線上訂購： www.cowin.tw
| 來電洽詢： 04-24657998
| 來店逛逛： 台中市西屯區安和路182-2號1F

加 LINE

國家圖書館出版品預行編目（CIP）資料

劉博仁不藏私的抗老祕密/劉博仁著. -- 第一版. --
臺北市：天下生活出版股份有限公司, 2024.09
336 面；17×23 公分. -- (好身體；11)
ISBN 978-626-7299-65-4(平裝)
1.CST: 老化 2.CST: 健康法

411.1   113011033

好身體　011

劉博仁 不藏私的抗老祕密

作者／劉博仁
編輯／李宜芬（特約）
封面暨版型設計／周家瑤
封面攝影／陳德信
內頁插畫／黎庭妤
主編／吳怡文
行銷企劃／陳美萍

天下雜誌群創辦人／殷允芃
康健雜誌董事長／吳迎春
康健雜誌執行長／蕭富元
康健出版編輯總監／王慧雲
出版者／天下生活出版股份有限公司
地址／台北市 104 南京東路二段 139 號 11 樓
讀者服務／(02)2662-0332　傳真／(02)2662-6048
劃撥帳號／19239621 天下生活出版股份有限公司
法律顧問／台英國際商務法律事務所‧羅明通律師
內文排版／立全電腦印刷排版有限公司
總經銷／大和圖書有限公司　電話／(02)8990-2588
出版日期／2024 年 10 月第一版第一次印行
　　　　　2025 年 3 月第一版第三次印行
定價／480 元

ISBN：(平裝) 978-626-7299-65-4
ISBN：(EPUB) 978-626-7299-63-0
書號：BHHB0011P

直營門市書香花園
地址 / 台北市建國北路二段 6 巷 11 號 電話 /(02)2506-1635
天下網路書店 shop.cwbook.com.tw
康健雜誌網站 www.commonhealth.com.tw
康健出版臉書 www.facebook.com/chbooks.tw

本書如有缺頁、破損、裝訂錯誤，請寄回本公司調換